口腔临床核心技能视频图谱教程

主　　编　王　林　严　斌

副主编　李　谨　胡　建

编委名单 （以姓氏笔画为序）

王　林（南京医科大学口腔医学院）　　　张　平（南京医科大学口腔医学院）

王　娟（南京医科大学口腔医学院）　　　张玉超（南京医科大学口腔医学院）

王　琛（南京医科大学口腔医学院）　　　张光东（南京医科大学口腔医学院）

刘怡然（南京医科大学口腔医学院）　　　陆晓庆（南京医科大学口腔医学院）

江宏兵（南京医科大学口腔医学院）　　　陈文静（南京医科大学口腔医学院）

孙　颖（南京医科大学口腔医学院）　　　陈亚明（南京医科大学口腔医学院）

严　斌（南京医科大学口腔医学院）　　　范　媛（南京医科大学口腔医学院）

李　谨（南京医科大学口腔医学院）　　　胡　建（南京医科大学口腔医学院）

时新站（南京医科大学口腔医学院）　　　钱雅婧（南京医科大学口腔医学院）

吴大明（南京医科大学口腔医学院）　　　褚凤清（南京医科大学口腔医学院）

沈家平（南京医科大学口腔医学院）

人民卫生出版社

图书在版编目（CIP）数据

口腔临床核心技能视频图谱教程 / 王林，严斌主编. —北京：人民卫生出版社，2017

ISBN 978-7-117-25645-2

Ⅰ. ①口… Ⅱ. ①王… ②严… Ⅲ. ①口腔疾病－诊疗－教材 Ⅳ. ①R781-64

中国版本图书馆 CIP 数据核字（2017）第 294927 号

| 人卫智网 | www.ipmph.com | 医学教育、学术、考试、健康，购书智慧智能综合服务平台 |
| 人卫官网 | www.pmph.com | 人卫官方资讯发布平台 |

口腔临床核心技能视频图谱教程

主　　编：王　林　严　斌
出版发行：人民卫生出版社（中继线 010-59780011）
地　　址：北京市朝阳区潘家园南里 19 号
邮　　编：100021
E - mail：pmph @ pmph.com
购书热线：010-59787592　010-59787584　010-65264830
印　　刷：北京汇林印务有限公司
经　　销：新华书店
开　　本：787 × 1092　1/16　　印张：12
字　　数：270 千字
版　　次：2017 年 10 月第 1 版　2025 年 2 月第 1 版第 6 次印刷
标准书号：ISBN 978-7-117-25645-2/R · 25646
定　　价：99.00 元

打击盗版举报电话：010-59787491　E-mail：WQ @ pmph.com
（凡属印装质量问题请与本社市场营销中心联系退换）

口腔医学是一门实践性极强的临床医学。临床技能水平的高低很大程度上决定了治疗质量的高低。因此，临床技能的培养在口腔医学的本科教育中受到了极大的重视。目前，在口腔医学本科教学的专业课程阶段，实验课时与理论课时的比例通常超过了 50%。

口腔医学的临床操作绝大多数是在患者的口腔内完成，由于口腔环境狭小，外部视野受限，学生很难清晰全面地观看到老师的操作程序和细节，所以，学生临床操作技能的培养主要依赖于实验课阶段的训练。口腔医学临床技能实验课多由老师在仿真头模上进行操作示教，同学通过观摩或观看高清视频直播后，再进行模仿训练。即使如此，仍有一些视野死角，如前牙的舌侧面等无法清楚观看。另外，牙体结构微小，牙科操作精细，对于操作过程中的细节处理要求极高。因此，有必要制作具有全面视角，能够展现细节的高清晰度的临床操作视频，来帮助学生更好地理解与掌握技能训练的精髓。

南京医科大学口腔医学院自 2015 年即开始摄制一系列口腔医学临床技能操作教学视频。对于口腔内进行的技能操作，运用牙科显微镜，从不同的视角进行显微拍摄，采用画中画形式进行多视野呈现，后期对于结构复杂的预备体和程序繁琐的操作，还应用三维动画进行展示，最终获得了高清晰、高画质、高细节的视频效果。在国内尚属首次将牙科显微镜用于口腔医学系列教学视频的摄制。我们将标准技能操作的显微视频用于实验教学，并与传统的视频直播教学进行对照，发现学生的操作同质化程度大幅提升，操作时间明显缩短，操作效果显著改善。

口腔医学临床技能操作视频制作的内容繁杂多样，工作量巨大，我们拟进行分期制作。根据本科教学中实验教学内容的重要性，以及临床实践中技能操作的常用性，并结合口腔医学执业医师资格考试技能考核的要求，我们设定了第一辑医学核心技能，制作了《口腔临床核心技能视频图谱教程》。该教程采用新颖的融合教材形式，读者不仅能够阅读图文并茂的核心技能图谱，还能通过手机扫二维码的模式观看核心技能视频。视频侧重于操作流程与细节的展示，图谱除了图片化的操作流程外，还强调理论预习和注意事项，并配有课后习题，以强化核心知识点。

《口腔临床核心技能视频图谱教程》强调的是口腔医学临床核心技能的掌握，不仅适用于本科生的实验教学，也符合住院医师规范化培训的需要，更接近口腔执业医师资格考试技能考核的要求。

　　口腔医学技能操作视频的制作是一个繁琐且耗时的工作，参与制作的全院各专业的老师集思广益，无私奉献，花费近两年的时间，经过反复的修改锤炼，才得以最终呈现。如有不妥，翘盼读者容谅。希望我们的辛勤汗水能够为我国口腔医学教育事业添砖加瓦。

南京医科大学口腔医学院　　王　林　严　斌

2017.9.1

目 录 >>

第一章 ▶ 口腔基本检查和诊断技术

口腔基本检查和诊断技术

【目的和要求】
1. 掌握口腔一般检查的检查前准备。
2. 掌握口腔一般检查的检查内容和方法。

【实验内容】
口腔一般检查。

【理论知识回顾】
口腔检查的质量是决定口腔疾病诊治的基础和前提,正确的治疗方案来自正确的诊断,而正确的诊断离不开全面细致的口腔检查。

1. 口腔一般检查的准备内容 环境、医师、器械、椅位等。

(1)环境准备:诊室是口腔检查的主要环境,要求整洁、舒适,方便工作,并且符合消毒管理要求(图 1-0-1)。

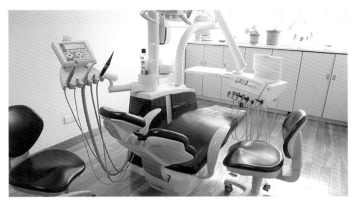

图 1-0-1 诊室环境

(2)医师准备:建立良好医患关系是口腔检查和治疗一个很重要的部分。医师应仪表端庄、仪态稳重、着装整洁、举止规范,这会在患者心目中树立起值得信任的第一印象,在检查和之后的治疗过程中往往能够配合。在对患者进行检查前，医师应与被检查者进行沟通，向被检查者作适当的说明，在检查实施后应告知检查结果，并给予必要的防治指导（图1-0-2）。

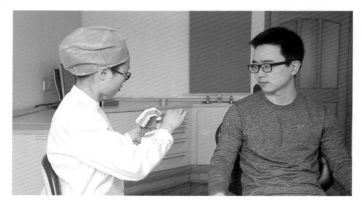

图 1-0-2　防治指导

（3）器械准备：口腔检查常用的器械有口镜、探针、镊子。一般左手持口镜，右手持镊子或探针进行检查（图1-0-3，图1-0-4）。根据检查目的不同可辅以其他器械，所有器械都要经过严格的消毒方可使用。使用之前，应仔细核对所用器械的灭菌日期、生产日期等。

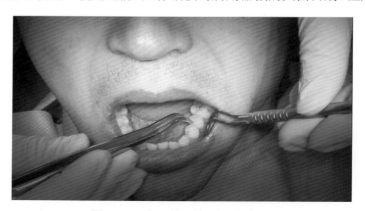

图 1-0-3　左手持口镜、右手持镊子

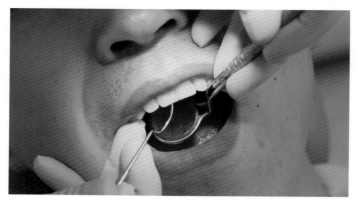

图 1-0-4　左手持口镜、右手持探针

（4）椅位准备：口腔检查通常都是在牙椅上进行，因此在检查开始前应做好椅位和灯光的调节。一般来说，患者的头、颈和背部应在一条直线上，检查上颌牙时，患者咬合平面与地面成45°～90°角，检查下颌牙时，咬合平面应尽量与地面平行。灯光要照射在患者口腔部位，避免强光照射引起患者眼部的不适。检查过程中，医师要注意保持较舒展的坐姿，不能直视的部位要尽量使用口镜，减少过度和长时间的弯腰、低头和抬头仰视等动作。

2．手卫生　医务人员应加强无菌观念和预防医院感染的意识，掌握必要的手卫生知识，掌握正确的手卫生方法，保证洗手与手消毒效果。

在下列情况下应当洗手：

（1）直接接触患者前后，接触不同患者之间，从同一患者身体的污染部位移动到清洁部位时，接触特殊易感患者前后。

（2）接触患者黏膜、破损皮肤或伤口前后，接触患者的血液、体液、分泌物、排泄物、伤口敷料之后。

（3）穿脱隔离衣前后，摘手套后。

（4）进行无菌操作前后，处理清洁、无菌物品之前，处理污染物品之后。

（5）当医务人员的手有可见的污染物或者被患者的血液、体液污染后。

【实验用品】

口镜、探针、镊子、叩诊器械、手套。

【操作步骤】

1．口腔检查前医患沟通（图1-0-5）　在口腔检查前应与检查者进行充分沟通，向被检查者作适当的说明，如嘱咐被检查者，在检查中发生不适举左手示意。

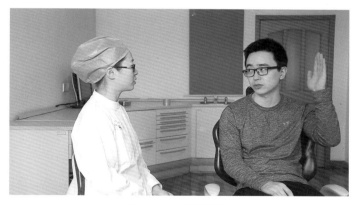

图1-0-5　医患沟通

2．准备器械（图1-0-6，图1-0-7）口腔检查常用的器械有：口镜、探针、镊子。除此之外，根据检查目的不同可辅以其他器械，如叩诊器械。所有器械都要经过严格的消毒，使用之前，应仔细核对所用器械的灭菌日期、生产日期等。

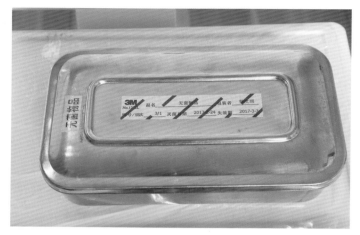

图 1-0-6　核对所用器械的灭菌日期、生产日期等

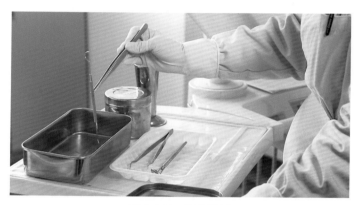

图 1-0-7　挑选器械

3. 椅位、灯光调节（图 1-0-8～图 1-0-11）　医师应位于口腔治疗椅的右前方或右后方，取坐位，调节座椅使医师的脚底自然平放于地面，大腿和双肩与地面平行，背部挺直，头略前倾。

患者仰卧位，口腔与医师肘部平行。检查上颌牙时，患者咬合平面与地面成 45°～90°角。检查下颌牙时，患者咬合平面应尽量与地面平行。

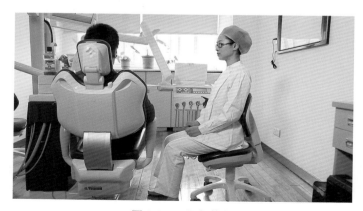

图 1-0-8　医师体位

灯光调节应保证充足的光线和良好的视野，调整灯光时注意将灯光逐渐上移至口腔，避免直射患者眼部引起不适。

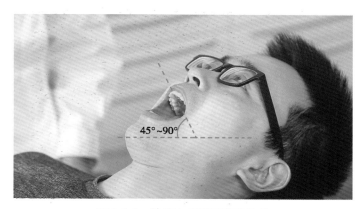

图 1-0-9 检查上颌牙时患者体位

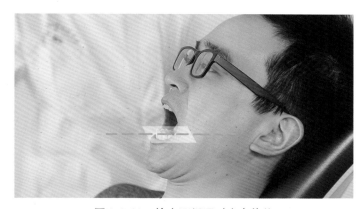

图 1-0-10 检查下颌牙时患者体位

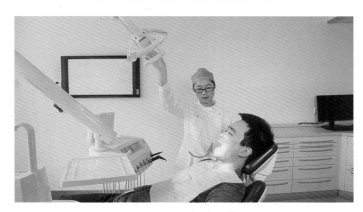

图 1-0-11 灯光调节

4. 七步洗手法（图 1-0-12～图 1-0-19） 灯光、椅位等调节好后，开始检查前，医师应首先取下双手所戴饰物，修剪指甲，清理甲沟污物，戴上口罩，在流动水下以七步洗手法洗手。应注意清洗双手所有皮肤，认真揉搓双手至少 15 秒。

（1）第一步：洗手掌。流水湿润双手，涂抹洗手液（或肥皂），掌心相对，手指并拢相互揉搓。

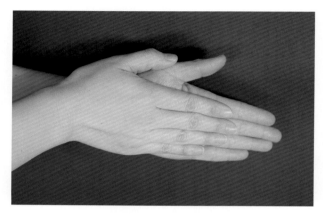

图 1-0-12　第一步：洗手掌

（2）第二步：洗背侧指缝。手心对手背沿指缝相互揉搓，双手交换进行。

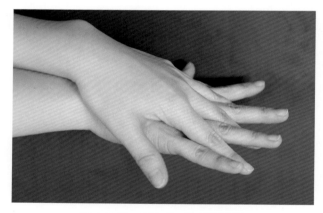

图 1-0-13　第二步：洗背侧指缝

（3）第三步：洗掌侧指缝。掌心相对，双手交叉沿指缝相互揉搓。

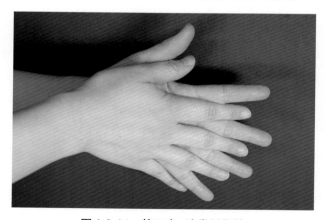

图 1-0-14　第三步：洗掌侧指缝

（4）第四步：洗指背。弯曲各手指关节，半握拳把指背放在另一手掌心旋转揉搓，双手交换进行。

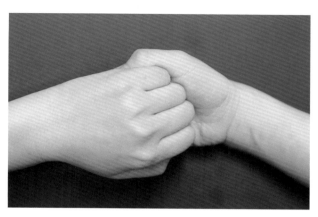

图 1-0-15　第四步：洗指背

（5）第五步：洗拇指。一手握另一手大拇指旋转揉搓，双手交换进行。

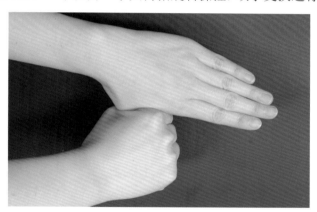

图 1-0-16　第五步：洗拇指

（6）第六步：洗指尖。弯曲各手指关节，把指尖合拢在另一手掌心旋转揉搓，双手交换进行。

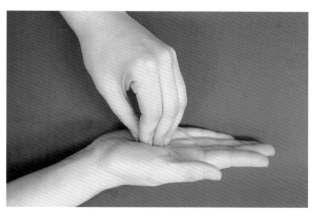

图 1-0-17　第六步：洗指尖

（7）第七步：洗手腕、手臂。揉搓手腕、手臂，双手交换进行。在流动水下彻底冲洗干净双手，用洁净纸巾或消毒毛巾擦干。

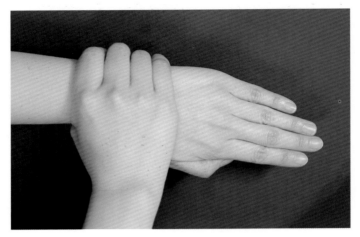

图 1-0-18 第七步：洗手腕、手臂

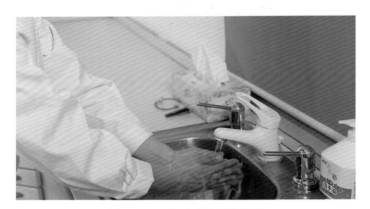

图 1-0-19 彻底冲洗干净双手

5. 戴手套（图 1-0-20～图 1-0-24）。

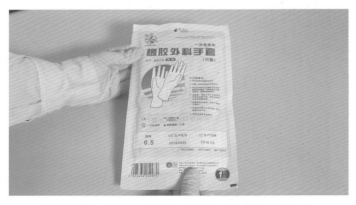

图 1-0-20 核对手套袋外标明的手套号及灭菌日期

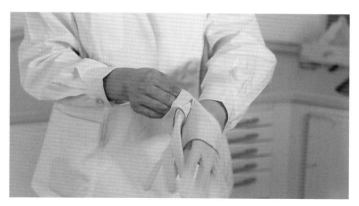

图 1-0-21　将左右两只手套相对,用示指和大拇指夹持两只手套的内边,先将一只手五指分开伸入手套中

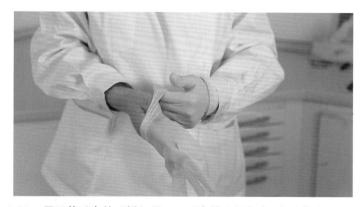

图 1-0-22　用已戴手套的手插入另一只手套的翻折部内,帮助戴在另一只手上

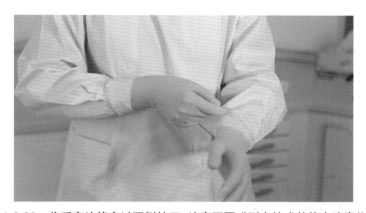

图 1-0-23　将手套边缘套过双侧袖口,注意不要碰到衣袖或其他未消毒物品

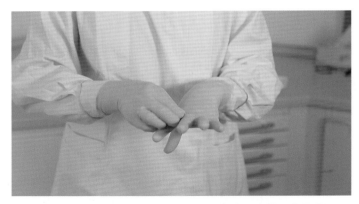

图 1-0-24 用戴好手套的双手持手套外面调整手指位置

6.口腔黏膜消毒(以左侧下牙槽神经阻滞麻醉区域黏膜消毒为例)(图 1-0-25～图 1-0-27) 目前临床常用的口腔黏膜消毒剂有:0.5% 碘伏、1% 碘酊以及 0.1% 氯己定溶液。消毒时先用干棉球擦干口腔黏膜消毒区域,再用蘸有消毒剂的无菌棉球从手术中心区开始,由内向外涂擦,消毒范围应超过手术区域。

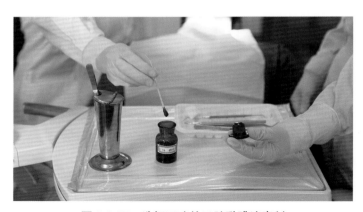

图 1-0-25 选择正确的口腔黏膜消毒剂

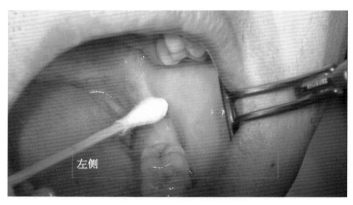

左侧

图 1-0-26 干棉球擦干术区

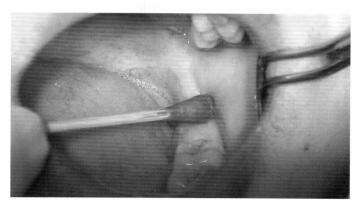

图 1-0-27 蘸取消毒剂的无菌棉球消毒

7. 口腔检查记录表的阅读和使用（图 1-0-28） 首先认真阅读填写说明，然后按照填表顺序进行检查和记录。

口腔检查记录表

【两考生互为医患实施操作】 检查者＿＿＿＿＿＿＿＿

被检查者姓名：＿＿＿＿＿ 性别： 男 女 检查日期：＿＿＿＿＿

【口腔检查表使用说明】

1. 检查项目：将检查结果按所示符号记录在后面表格相应的空格里。

（1）全口检查（视诊和探诊）：

牙体情况符号：0 无异常 4 牙缺失
　　　　　　　1 有龋 5 牙损伤
　　　　　　　2 有充填体无龋（包括窝沟封闭） 6 牙发育异常
　　　　　　　3 有充填体有龋

牙位	18	17	16	15	14	13	12	11	21	22	23	24	25	26	27	18
牙位	48	47	46	45	44	43	42	41	31	32	33	34	35	36	37	38

（2）考官指定部位的检查结果（在牙列式上写出牙位，并在结果相应处画"○"）

叩痛：　　　　牙位 ──┼── 结果：－、±、＋、＋＋、＋＋＋；

松动度：　　　牙位 ──┼── 结果：0°、Ⅰ°、Ⅱ°、Ⅲ°；

根尖部扪痛：　牙位 ──┼── 结果：无、有 。

2. 口腔其他情况的检查视诊结果

如未见异常，在相应处用"√"表示；如有异常，请用牙列式和/或文字记录异常所见

（1）口腔颌面部情况　　未见异常
　　　　　　　　　　　异常表现

（2）口腔软组织情况　　未见异常
　　　　　　　　　　　异常表现

（3）牙列　　　　　　　未见异常
　　　　　　　　　　　异常表现

（4）阻生牙　　　　　　无
　　　　　　　　　　　有（牙位、类型）

（5）修复体　　　　　　无
　　　　　　　　　　　有（牙位、类型）

图 1-0-28 口腔检查记录表的阅读和使用

8. 视诊　视诊是医师用眼睛对患者全身和局部情况进行观察、判断的方法。内容包括患者的全身健康状况、口腔颌面部及软组织、牙齿和牙列等（图 1-0-29，图 1-0-30）。

（1）视诊全身健康状况和颌面部情况：观察患者的全身健康和精神健康状况。观察患

者的颌面部发育是否正常，左右是否对称，皮肤的颜色及光滑度，有无肿胀、畸形、肿物、瘢痕和窦道等。

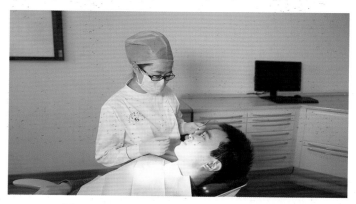

图 1-0-29　视诊全身健康状况和颌面部情况

（2）视诊口腔软组织、牙和牙列情况：观察牙龈是否充血肿胀以及肿胀的程度和范围，是否存在窦道；黏膜色泽是否正常，有无水肿、溃疡、肿物等。

观察牙颜色、形态、质地变化，有无龋损、着色、牙体缺损、畸形、隐裂以及磨耗等；观察牙排列和接触关系、数目是否正常、有无发育异常、牙列是否完整、有无缺失牙；观察口腔中的修复体的情况，如充填体是否完整、边缘是否密合、有无悬突、有无继发龋等。

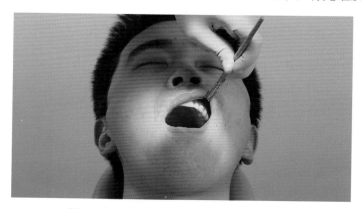

图 1-0-30　视诊口腔软组织、牙和牙列情况

9. 探诊　探诊是利用探针进行检查的方法（图 1-0-31）。

（1）工具：普通探针，大弯端用于检查咬合面，三弯端用于检查邻面。

（2）探诊内容：探查龋或缺损部位的范围、深浅、质地软硬、敏感及露髓与否；有无邻面龋坏；充填体边缘密合程度；有无继发龋及悬突；牙本质敏感的部位和敏感程度等。

（3）探诊方法：探诊时采用执笔式握持探针，注意要有支点，动作轻柔，避免引起患者不必要的疼痛；探诊应按右上→左上→左下→右下象限的顺序进行检查；可疑穿髓孔处，不可用力探入以免引起患者不必要的剧烈疼痛和心理压力；窦道的探诊用钝头探针，探时应顺势推进，不可用力过猛。

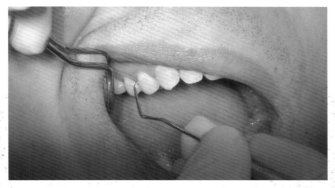

图 1-0-31　探诊

10. 叩诊（以右下颌第一磨牙为例进行叩诊检查）　叩诊是用平头金属器械的末端叩击牙齿，根据患者的反应和叩击声音确定患牙的方法（图 1-0-32～图 1-0-34，表 1-0-1）。

（1）选择对照牙：健康的对侧同名牙和邻牙是最好的阴性对照，如右下颌第一磨牙对照牙选择为：左下颌第一磨牙、右下颌第二前磨牙及右下颌第二磨牙。

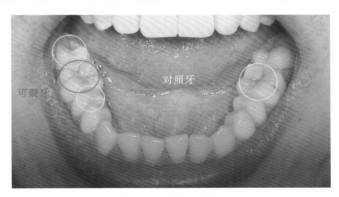

图 1-0-32　选择对照牙

（2）垂直向叩诊：以执笔式握持器械，垂直向叩击牙尖或切缘，主要检查根尖部有无炎症。叩诊应从健康牙开始，逐渐过渡到可疑牙，叩诊力量宜先轻后重，一般以对照牙叩诊不痛的最大力度为上限。

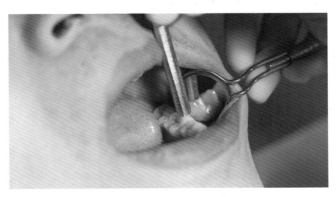

图 1-0-33　垂直向叩诊

（3）水平向叩诊：以执笔式握持器械，水平向叩击牙冠部唇颊舌面中部或牙尖嵴，主要检查牙齿周围组织有无炎症。叩诊应从健康牙开始，逐渐过渡到可疑牙，叩诊力量宜先轻后重，一般以对照牙叩诊不痛的最大力度为上限。

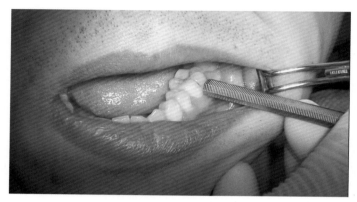

图 1-0-34　水平向叩诊

表 1-0-1　叩诊结果的表述和记录

叩痛反应	分级	评判标准
无叩痛	（－）	用适宜力量叩诊患牙反应同正常牙。
可疑叩痛	（±）	用适宜力量叩诊患牙感觉不适。
轻度叩痛	（＋）	重于适宜力量叩诊，引起患牙疼痛。
中度叩痛	（＋＋）	患牙叩痛反应介于叩痛（＋）和叩痛（＋＋＋）之间者。
重度叩痛	（＋＋＋）	轻于适宜力量叩诊，引起患牙剧烈疼痛。

11．根尖部扪诊　根尖部扪诊是用手指在病变部位进行按压，凭检查者和被检查者的感觉对根尖炎症情况进行判断的方法（图 1-0-35，图 1-0-36）。

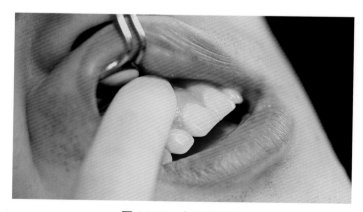

图 1-0-35　根尖部扪诊

扪诊时用示指指腹于可疑患牙的邻牙唇颊侧或舌侧牙龈的根尖部开始扪压，慢慢向可疑患牙根尖部移动，观察是否有压痛。如有压痛则提示根尖周组织有炎症存在。

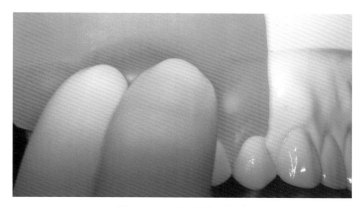

图 1-0-36 　根尖脓肿扣诊

　　若根尖已形成脓肿，应以示指和中指双指轻放在脓肿部位，分别用两指交替上下推压按动，用指腹扪及波动感。

　　12. 牙松动度的检查（图 1-0-37，图 1-0-38，表 1-0-2）　检查前牙时用镊子夹持切端，进行唇（颊）舌向、近远中向以及殆根向摇动，观察牙齿晃动的程度。检查后牙时将镊子闭合置于后牙咬合面中央，进行唇（颊）舌向、近远中向以及殆根向摇动，观察牙齿晃动的程度。

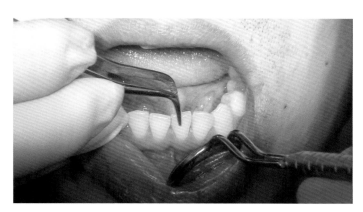

图 1-0-37 　前牙松动度检查

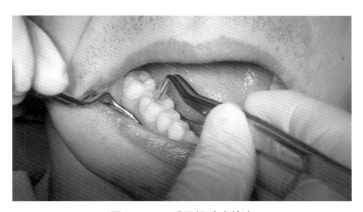

图 1-0-38 　后牙松动度检查

表 1-0-2　牙齿松动度检查结果记录

依据	Ⅰ°	Ⅱ°	Ⅲ°
松动幅度	<1mm	1～2mm	>2mm
松动方向	唇（颊）舌向	唇（颊）舌向 近远中向	唇（颊）舌向 近远中向 垂直向

【注意事项】

1．戴手套前做好椅位和灯光的调节，戴手套后避免交叉感染。

2．戴手套的位置高不过头，低不过腰。未戴手套的手，只允许接触手套的里面，已经戴手套的手只能接触手套的外面。

3．消毒前应先用干棉球擦干口腔黏膜消毒区域。

4．如消毒剂蘸取过多，应先用干棉球吸干多余液体，避免涂擦时在黏膜表面流淌。

5．若消毒区域为感染创口，应由四周向中心消毒。

6．检查时应首先检查主诉部位，然后再按一顺序检查其他部位，如从右上象限→左上象限→左下象限→右下象限依次进行全口牙的检查，以免遗漏。

7．普通探针不能用于牙周袋的探诊，以免刺伤牙周组织。探查时还要注意邻面的探诊不能遗漏。

8．叩诊应使用平头金属器械的末端，如银汞充填器、银汞光滑器等，但是切记不能使用尖头的镊子柄或塑料口镜柄等作为叩诊工具。

9．扪诊时应按照顺序操作，不要遗漏扪诊内容，在进行脓肿扪诊时，要体现手指交替按压的动作，用另一手指感知波动感。

10．按照标准记录检查结果，完成口腔检查记录表。

【练习题】

1．下列关于探诊的描述哪项是错误的
   A．探诊使用的工具是普通探针，大弯端用于检查咬合面，三弯端用于检查邻面
   B．可以通过探诊探查有无邻面龋坏
   C．可以使用普通探针进行牙周袋的探诊，注意要有支点，动作轻柔，以免刺伤牙周组织
   D．探诊时采用执笔式握持探针
   E．探诊应按右上→左上→左下→右下象限的顺序进行检查

2．若右下颌侧切牙唇舌向松动 1mm，近远中向松动 1mm，无垂直向松动，则该牙为
   A．无明显松动　　　　　　　　B．Ⅰ度松动
   C．Ⅱ度松动　　　　　　　　　D．Ⅲ度松动
   E．Ⅳ度松动

3．下列哪项为口腔黏膜常用消毒剂

A. 2% 碘酊

B. 0.5% 碘伏

C. 1% 碘伏

D. 1% 氯己定溶液

E. 75% 酒精

（吴大明 褚凤清）

第二章 ▶ 口腔内科学核心技能

第一节　牙体牙髓病学核心技能

一、G.V.Black Ⅱ类洞制备术

【目的和要求】

1. 掌握窝洞的定义和设计原则。

2. 掌握磨牙邻𬌗面洞的结构和各部分的名称。

3. 掌握磨牙邻𬌗面洞的制备原则及方法。

【实验内容】

在仿真头模上制备左下颌第一磨牙近中邻𬌗面洞。

【理论知识回顾】

1. G.V.Black Ⅱ类洞是指发生于后牙邻面的龋损所备的窝洞,包括磨牙和前磨牙的邻面洞、邻𬌗面洞、邻颊面洞、邻舌面洞和邻𬌗邻洞。以磨牙邻𬌗面洞为典型代表。

2. 窝洞命名

(1)以牙面命名:依窝洞所在的牙面命名,如位于颊面的单面洞称为颊面洞,位于邻面和𬌗面的双面洞称为邻𬌗面洞。这是临床最常用的,也是最简便的命名方式。

(2)临床上为了记录,以牙面的英文名称的第一个字母表示,以字母的大写形式记录,也是国际通用的记录方法。如颊面 buccal 写为 B、舌面 lingual 写为 L、𬌗面 occlusal 写为 O、远中面 distal 写为 D、近中面 mesial 写为 M、唇面 labial 写为 La、切端 incisal 写为 I、腭面 palatal 写为 P。唇面和颊面又统一以 F(facial)表示。近中邻𬌗面洞可记录为 MO。

3. 窝洞结构

(1)洞壁:经过制备具特定形状的窝洞,由洞壁所构成。洞壁分侧壁和髓壁。侧壁是与牙面垂直的洞壁,以所在牙面命名,如位于颊面者称颊壁,靠近龈缘者叫龈壁,还有舌壁、近中壁、远中壁、切壁、𬌗壁等(图 2-1-1)。位于洞底覆盖牙髓的洞壁称髓壁(pulpal walls),与洞侧壁垂直。与长轴平行的髓壁又叫轴壁(axial walls),以与𬌗面髓壁相区别。

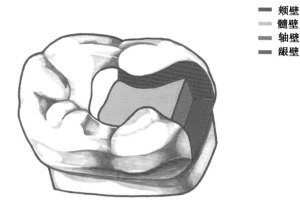

■ 颊壁
■ 髓壁
■ 轴壁
■ 龈壁

图 2-1-1　左下颌第一磨牙近中邻𬌗面洞洞壁的示意图

（2）洞角：洞壁相交形成洞角，可分为线角和点角。两壁相交构成线角，三壁相交构成点角。洞角以构成它的各壁联合命名，如颊壁与髓壁相交构成的线角叫颊髓线角（图 2-1-2），颊、轴、龈三壁相交构成的点角叫颊轴龈点角（图 2-1-3）。

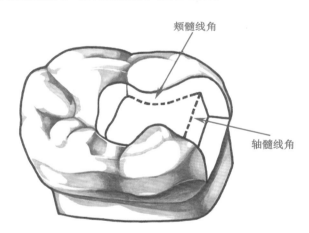

颊髓线角

轴髓线角

图 2-1-2　左下颌第一磨牙近中邻𬌗面洞线角示意图
包括：轴髓线角、颊髓线角、舌髓线角等

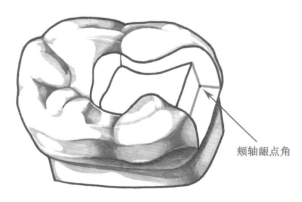

颊轴龈点角

图 2-1-3　左下颌第一磨牙近中邻𬌗面洞颊轴龈点角示意图

（3）洞缘：洞侧壁与牙面相交构成洞的边缘，称为洞缘。它实际上是由洞侧壁与牙面相交形成的线角，即洞缘角或洞面角。如下图中左下颌第一磨牙近中邻𬌗面洞红色线条显示的洞缘（图 2-1-4）。

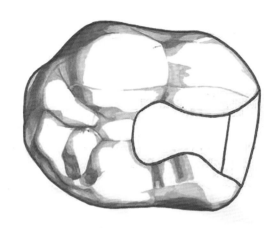

图 2-1-4　左下颌第一磨牙近中邻𬌗面洞洞缘示意图

4．抗力形　抗力形（resistance form）是使充填体和余留的牙体组织获得足够的抗力，在承受咬合力时不折裂的形状。窝洞的主要抗力形结构包括：

（1）洞深：窝洞的深度要求是使充填体能够承受正常咀嚼压力的最小厚度。洞底必须建立在健康牙本质上，这不仅保证了洞的深度，牙本质具有弹性，可以更好的传递应力。一般洞深要求在釉牙本质界下 0.2～0.5mm，不同部位的窝洞所要求的深度不一样。如左下颌第一磨牙近中邻𬌗面洞𬌗面洞深应为 1.5～2.0mm，邻面洞深应为 1.0～1.5mm（图 2-1-5）。

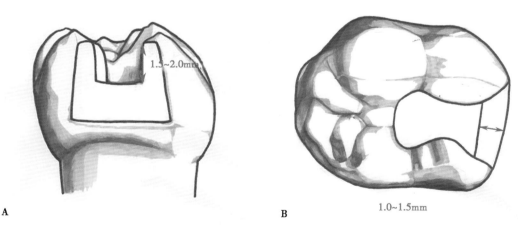

A　　　　　　　　　　　　　　　B

图 2-1-5　左下颌第一磨牙近中邻𬌗面洞洞深示意图
A．𬌗面洞深应为 1.5～2.0mm　B．邻面洞深应为 1.0～1.5mm

（2）盒状洞形：盒状洞形是窝洞最基本的抗力形，要求窝洞底平，侧壁平面与洞底垂直，点、线角圆钝。

（3）阶梯结构：双面洞的𬌗面洞底与邻面洞的轴壁应形成阶梯。阶梯可以分散𬌗力，也是保护牙髓的必要措施。髓壁与轴壁相交形成轴髓线角应圆钝。因尖锐的轴髓线角会使充填体在承受咬合力时受到张应力作用而折裂。邻面的龈壁应与牙长轴垂直，要有一定深度，不得少于 1mm，邻面部分才不会在𬌗力的作用下向根方移动和脱位。如左下颌第一磨牙近中邻𬌗面洞邻面龈壁宽度应为 1.0～1.5mm（图 2-1-6）。

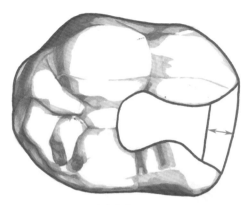

1.0~1.5mm

图 2-1-6　左下颌第一磨牙近中邻𬌗面洞邻面龈壁宽度示意图
龈壁宽度应为 1.0～1.5mm

（4）窝洞外形：窝洞外形线呈圆缓曲线，避开承受咬合力的牙尖、嵴；圆缓的外形有分散应力的作用，尖锐的转角可使传向牙体组织的应力集中而致折裂。

（5）去除无基釉和避免形成无基釉：无基釉因为缺乏牙本质的支持，在承受咬合力时易折裂。侧壁应与釉柱方向一致，防止形成无基釉。如左下颌第一磨牙近中邻𬌗面洞邻面洞的颊壁和舌壁外展，就是为了适应邻面釉柱的排列方向，去除无基釉（图 2-1-7）。

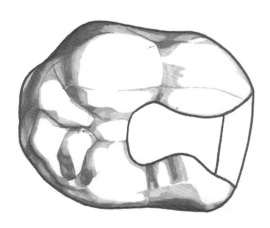

图 2-1-7　左下颌第一磨牙近中邻𬌗面洞邻面洞的颊壁和舌壁外展

（6）薄壁弱尖的处理：薄壁弱尖是牙齿的脆弱部分，应酌情降低高度，减轻负担。如外形扩展超过颊舌间距的 1/2 则需降低牙尖高度，并作牙尖覆盖。

5. 固位形　固位形（retention form）是防止充填体在侧向或垂直方向力量作用下移位、脱落的形状。窝洞的基本固位形结构包括：

（1）侧壁固位：是最基本的固位结构，要求窝洞有足够深度，呈底平壁直的盒状洞形。使充填体通过和洞壁的密合摩擦而达到防止移位的目的。

（2）倒凹固位：倒凹固位是一种机械固位，在洞底的侧髓线角或点角处平洞底向侧壁牙本质作出的潜入小凹，有时也可沿线角作固位沟。制备倒凹时要防止伤及髓角，因此洞底深度超过釉牙本质界 0.5mm 以上，应先垫底再制备倒凹，较深的洞可以不制备倒凹，使用粘接性强的修复材料时也可不制备倒凹。

（3）鸠尾固位：鸠尾是一种机械固位结构，多用于双面洞。后牙邻𬌗面洞在𬌗面做鸠尾，前牙邻面洞在舌面做鸠尾。鸠尾由鸠尾峡和膨大的尾部组成，借助鸠尾峡部的锁扣作用，防止充填体水平方向的脱位。鸠尾的制备要求与邻面缺损大小相匹配，并顺应𬌗面窝沟扩展。鸠尾峡必须有一定的深度和宽度，宽度在磨牙一般为颊舌牙尖间距的 1/4～1/3。鸠尾峡的位置应在轴髓线角的偏中线侧，𬌗面洞底的𬌗方。鸠尾的宽度必须大于鸠尾峡。

（4）梯形固位：也是双面洞采用的固位形，邻𬌗面洞的邻面设计为龈方大于𬌗方的梯形，防止充填体呈垂直方向脱位（图 2-1-8）。

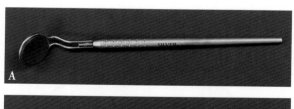

图 2-1-8　左下颌第一磨牙近中邻𬌗面洞邻面洞的梯形固位形设计

【实验用品】

1. 仿真头模系统。

2. 一般器械：口腔检查器械（口镜、探针、镊子）（图 2-1-9）。

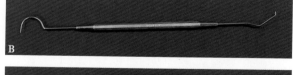

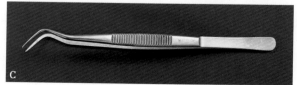

图 2-1-9　口腔检查器械
A. 口镜　B. 探针　C. 镊子

3. 窝洞制备器械

（1）涡轮手机：包括高速涡轮手机（图2-1-10）和慢速涡轮手机（图2-1-11）。

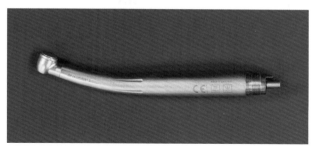

图 2-1-10　高速涡轮手机

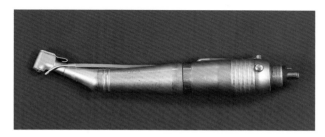

图 2-1-11　慢速涡轮手机

（2）车针：标准洞形制备需要用到高速手机用裂钻（简称高速裂钻）（图2-1-12）、慢速手机用裂钻（简称慢速裂钻）（图2-1-13）、慢速倒锥钻（图2-1-14）。

临床操作过程中，可以使用高速球钻和慢速球钻去除龋坏腐质。

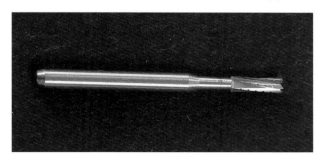

图 2-1-12　高速裂钻

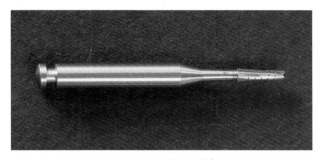

图 2-1-13　低速裂钻

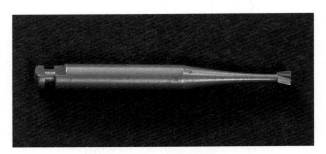

图2-1-14　慢速倒锥钻

【操作步骤】

以左下颌第一磨近中邻𬌗面洞制备为例

1．邻面洞形制备（图2-1-15～图2-1-21）　使用安装有高速裂钻的高速涡轮手机，采用点磨喷水的方式，从左下颌第一磨牙近中邻面边缘嵴的内侧钻入。

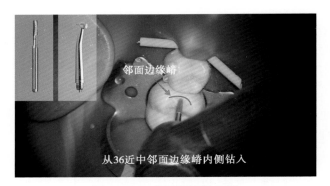

图2-1-15　邻面洞下钻位置

邻面洞形逐渐向龈向加深，并向颊舌向扩展至自洁区。注意裂钻始终垂直于𬌗面，并始终位于左下颌第一磨牙牙体组织内，防止损伤邻牙。

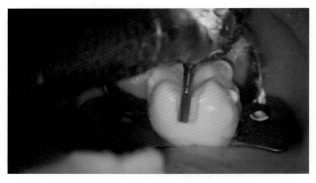

图2-1-16　邻面洞形扩展

邻面洞制备达到接触点以下与相邻牙至少有0.5mm宽的间隙后，车针方向略改变，逐渐向颊舌向扩展，形成颊舌壁向𬌗方聚合，龈方大于𬌗方的梯形。

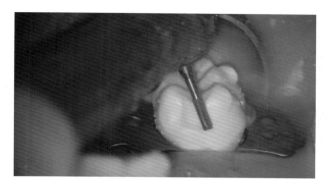

图 2-1-17 邻面梯形固位形的制备

制备标准洞形时将龈壁制备至釉牙骨质界冠方约 1mm 处。临床可根据龋坏范围来确定龈壁位置。

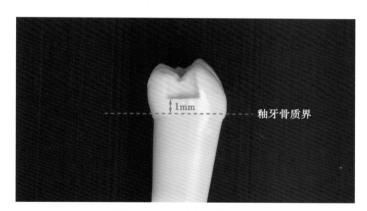

图 2-1-18 邻面龈壁的位置

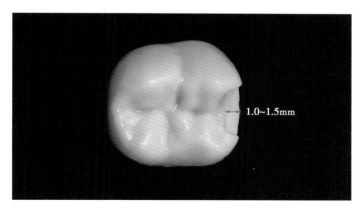

图 2-1-19 邻面龈壁宽度
邻面龈壁宽度为 1.0～1.5mm

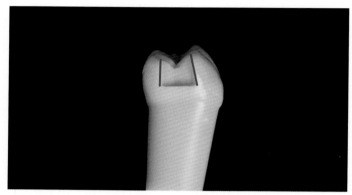

图 2-1-20 邻面梯形固位形
邻面形成龈方大于𬌗方的梯形固位形

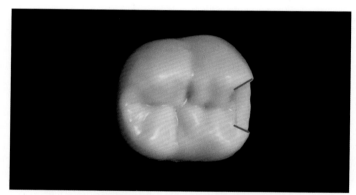

图 2-1-21 邻面颊舌侧壁外展
外展的邻面颊舌侧壁顺应邻面轴角的釉柱排列方向,以防止无基釉的形成

2. 𬌗面洞形制备(图 2-1-22～图 2-1-26)。

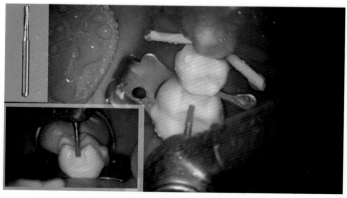

图 2-1-22 𬌗面洞下钻位置
从邻面轴壁的釉牙本质界下 0.2～0.5mm 处开始制备𬌗面洞

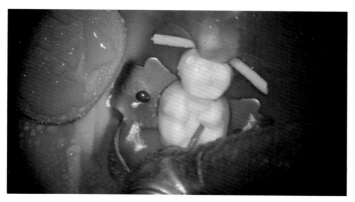

图 2-1-23　骀面鸠尾洞形制备
车针逐渐向骀面中央窝扩展,沿骀面窝沟扩展形成鸠尾膨大部分

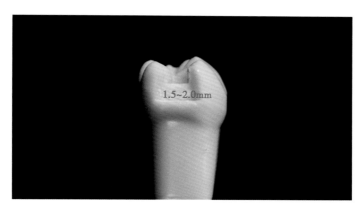

图 2-1-24　骀面洞洞深
骀面洞洞深应为 1.5～2.0mm

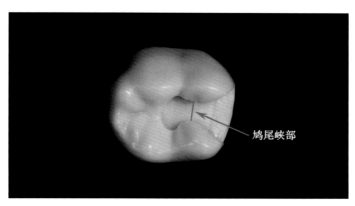

图 2-1-25　骀面鸠尾峡
鸠尾峡部位于颊舌尖之间,宽度为磨牙颊舌牙尖间距的1/4～1/3

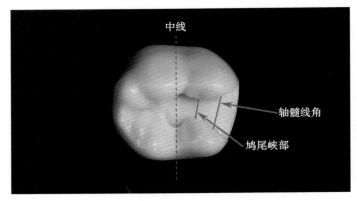

图 2-1-26　殆面鸠尾峡与轴髓线角的关系
鸠尾峡应位于轴髓线角的偏中线侧

3. 洞形修整

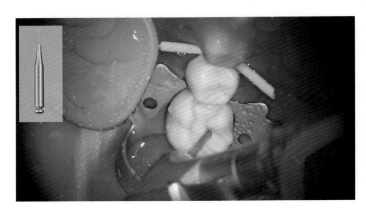

图 2-1-27　慢速裂钻修整洞形
用慢速裂钻修整洞形,以形成底平壁直,点线角清晰圆钝,洞缘线圆缓的盒状洞形

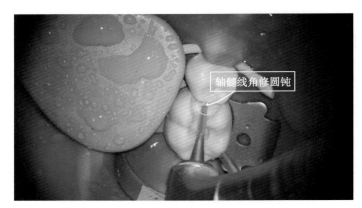

图 2-1-28　慢速裂钻修整轴髓线角
用慢速裂钻将轴髓线角修圆钝

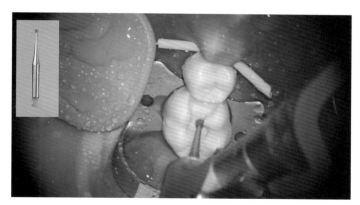

图 2-1-29　慢速倒锥钻制备倒凹固位形
用慢速倒锥钻在洞底的侧髓线角或点角处平洞底向侧壁牙本质作潜入的倒凹,并使洞底底平

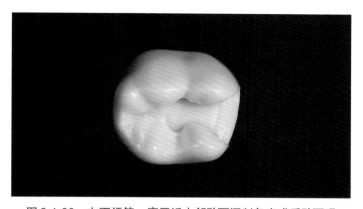

图 2-1-30　左下颌第一磨牙近中邻𬌗面洞制备完成后𬌗面观
最终形成底平壁直,洞缘线圆缓,点线角清晰圆钝,剩余牙体组织应具有足够的抗力,无薄壁弱尖,有良好固位力的盒状洞形

【注意事项】

1. 窝洞制备操作时,自始至终采用正确体位、术式和支点。

2. 涡轮手机使用时,注意采用点磨喷水的方式,避免产热过多而刺激牙髓组织。

3. 注意窝洞的深度,过少无法形成足够抗力形和固位形,过深易磨除过多健康牙体组织,甚至穿髓。

【练习题】

1. 磨牙邻𬌗面 G.V.Black Ⅱ类洞𬌗面洞深为

　A. 3.0mm　　　　　　　　　　　B. 2.5～3.0mm

　C. 2.0～2.5mm　　　　　　　　D. 1.0mm

　E. 1.5～2.0mm

2. 磨牙邻𬌗面 G.V.Black Ⅱ类洞龈壁宽度为

　A. 2.0～2.5mm　　　　　　　　B. 1.5～2.0mm

　　C. 1.0~1.5mm　　　　　　　　　　　　D. 0.5mm

　　E. 0.2mm

3. 有关磨牙邻𬌗面 G.V.Black Ⅱ类洞鸠尾的描述正确的是（多选）

　　A. 鸠尾宽度约为颊、舌牙尖间距的 1/4~1/3

　　B. 鸠尾宽度约为颊、舌牙尖间距的 1/3~1/2

　　C. 鸠尾位于轴髓线角的近中线侧

　　D. 鸠尾膨大部宽度应宽于邻面洞宽

　　E. 鸠尾位于轴髓线角的上方

4. 有关磨牙邻𬌗面 G.V.Black Ⅱ类洞邻面洞形的说法正确的是（多选）

　　A. 邻面设计为龈方小于𬌗方的梯形

　　B. 邻面设计为龈方大于𬌗方的梯形

　　C. 邻面洞的颊壁和舌壁应外展

　　D. 邻面洞的颊壁和舌壁应内收

　　E. 邻面洞不需要制备龈壁

5. 有关磨牙邻𬌗面 G.V.Black Ⅱ类洞制备倒凹的说法正确的是（多选）

　　A. 倒凹制备于髓角处

　　B. 可位于洞底的侧髓线角或点角处

　　C. 制备倒凹时要防止伤及髓角

　　D. 较深的窝洞，可以先垫底再制倒凹

　　E. 用高速裂钻制备倒凹

ER-2-1-2

二、磨牙髓腔通路预备术

【目的和要求】

1. 掌握髓腔通路预备的定义和目的。

2. 掌握各组牙齿髓腔解剖形态。

3. 掌握髓腔通路预备相关器械的使用。

4. 掌握髓腔通路预备的步骤和操作要点。

【实验内容】

左下颌第一磨牙髓腔通路预备。

【理论知识回顾】

1. 根管治疗术（root canal therapy，RCT）

（1）定义：指采用专用的器械和方法对根管进行清理、成形（根管预备），有效的药物对根管进行消毒灭菌（根管消毒），最后严密填塞根管并行冠方修复（根管充填），从而达到控制感染、修复缺损，促进根尖周病变的愈合或防止根尖周病变发生的目的。

（2）根管治疗术的三大步骤：根管预备、根管消毒、根管充填。

　　根管预备就是采用机械和化学方法尽可能地清除根管内病变牙髓组织及其分解产物、细菌及各种毒素，除去根管壁表层感染的牙本质，制备成根管口直径最大，牙本质牙骨质界处直径最小的平滑的、锥形的根管，冲洗洁净，除去根管内残余的物质和碎屑。包括根管清理和根管成形，可以为后续的药物消毒和根管充填创造良好的条件。而根管预备又建立在正确的髓腔通路预备（使器械尽可能循直线方向进入根管）基础之上。

　　（3）髓腔通路预备（access cavity preparation），又称为开髓，是根管治疗的第一步，不仅仅是暴露髓腔，去除髓室内感染和坏死的组织，更重要的是为后续治疗步骤建立一个适宜的通道，也是关系到根管治疗效果的重要环节。

　　髓腔通路预备的目的包括：①去净龋坏组织、保留健康的牙齿结构；②彻底揭净髓室顶，去除髓室内的牙髓组织；③探查并明确根管口的数量和位置；④建立各类根管治疗器械可直线进入根管的通路。

　　2. 髓腔应用解剖　　髓腔是位于牙齿中央由牙体硬组织包绕的一个腔隙，其间充满牙髓组织，主要由两部分构成，即髓室和根管，二者也可统称为根管系统（root canal system）。根管系统结构非常复杂，不同牙位的牙齿有其各自不同的解剖形态，还存在弯曲根管和大量的侧副根管。熟悉掌握各类牙齿髓腔的解剖形态是构建合理、有效髓腔通路的先决条件。

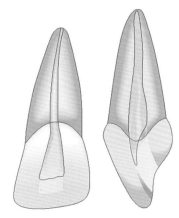

　　（1）上颌前牙：一般为单根单根管，开髓洞形为圆三角形，位于舌面窝的中央，近远中边缘嵴之间（图 2-1-31，图 2-1-32）。三角形的顶在舌隆突处，两腰分别与近远中边缘嵴平行，底边与切缘平行。上尖牙的开髓洞形则更近似于椭圆形（图 2-1-33）。

图 2-1-31　上颌切牙开髓洞形示意图

　　开髓方法如图 2-1-34 所示，车针从舌面窝的中央下钻，车针方向与舌面垂直。磨至釉牙本质界时，改变车针方向，使其尽可能与牙长轴平行，向深层钻入。

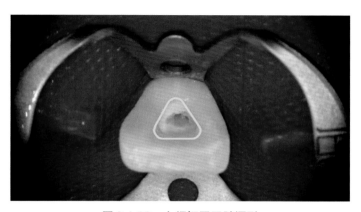

图 2-1-32　上颌切牙开髓洞形

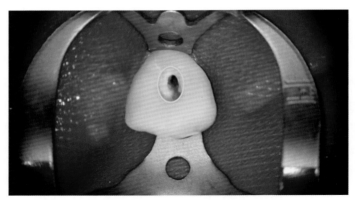

图 2-1-33　上颌尖牙开髓洞形

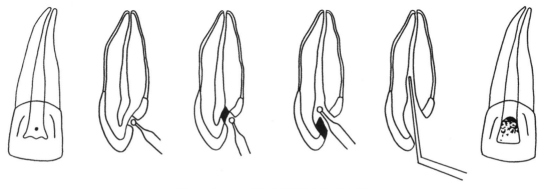

图 2-1-34　上颌切牙开髓方法示意图

（2）上颌前磨牙：上颌第一前磨牙多为双根管（高于 80%），有时为一扁根管。上颌第二前磨牙多为单根，约 85% 为一个扁根管，约 15% 为双根管。开髓洞形的外形与颈部横断面处的髓室外形相似，为一长椭圆形，其颊舌径为颊舌三角嵴中点之间的距离，宽度约为𬌗面近远中径的 1/3（图 2-1-35，图 2-1-36）。

开髓方法如图 2-1-37 所示，从舌面窝中央与牙长轴方向一致下钻，直至穿通髓腔，揭净髓室顶，充分暴露髓角。

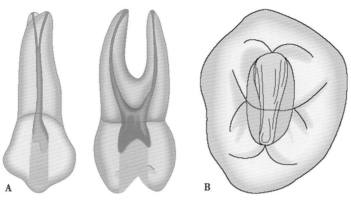

图 2-1-35　上颌前磨牙开髓洞形示意图
A. 邻面观　B. 𬌗面观

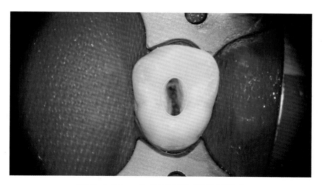

图 2-1-36　上颌前磨牙开髓洞形

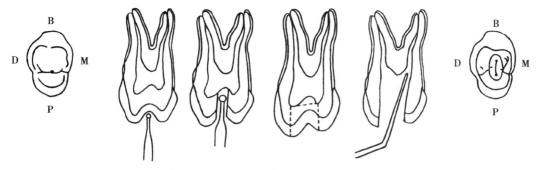

图 2-1-37　上颌前磨牙开髓方法示意图

（3）上颌磨牙：上颌第一磨牙有三个牙根，腭根、近中颊根和远中颊根。颊侧有近、远中两根，近中颊根较扁，多有两个根管，远中颊根内有一个根管。腭侧牙根内为一个粗大的腭侧根管。上颌第二磨牙偶有两颊根融合为一个粗大的根，只有一个颊根管。开髓洞形的外形与颈部横断面处的根管口排列相似，为一钝圆的三角形。三角形的顶在腭侧，底边在颊侧，其中一腰在斜嵴的近中侧，与斜嵴平行，另一腰与近中边缘嵴平行（图 2-1-38，图 2-1-39）。

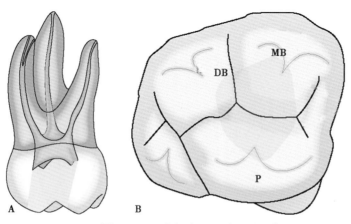

图 2-1-38　上颌磨牙开髓洞形示意图
A. 邻面观　B. 𬌗面观

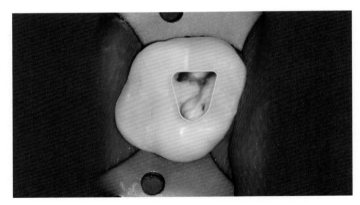

图 2-1-39　上颌磨牙开髓洞形

开髓方法如图 2-1-40 所示，用裂钻在中央窝下钻，钻至牙本质深层时，向颊舌向扩展，形成一偏近中的颊舌径较长的钝圆三角形的洞形。穿通髓角后用球钻提拉揭净髓室顶，形成窝洞壁向髓腔壁的平滑移行部。

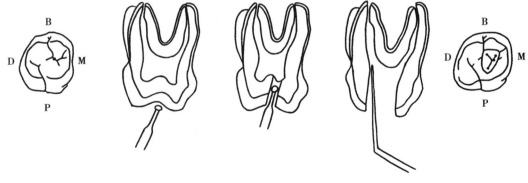

图 2-1-40　上颌磨牙开髓方法示意图

（4）下颌前牙：为单根，多为单根管，唇舌向双根管的发生率分别为下颌中切牙约 30%，下颌侧切牙约 44%，下颌尖牙仅 6%。开髓窝洞外形为椭圆形，位于舌面窝正中（图 2-1-41，图 2-1-42）。

开髓方法如图 2-1-43 所示，从舌面窝中央与牙长轴方向一致下钻，直至穿通髓腔，揭净髓室顶，充分暴露髓角。

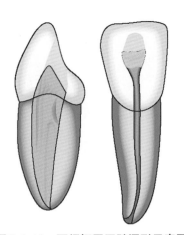

图 2-1-41　下颌切牙开髓洞形示意图

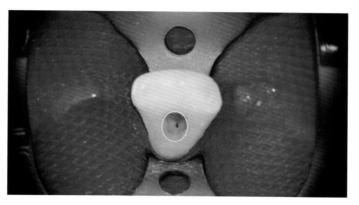

图 2-1-42　下颌前牙开髓洞形

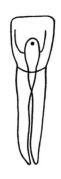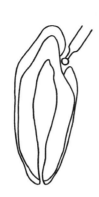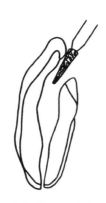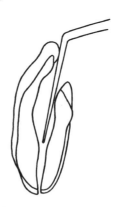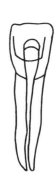

图 2-1-43　下颌前牙开髓方法示意图

（5）下颌前磨牙：常为单根管，有时可为双根管，根管在牙颈部的横断面为卵圆形。开髓洞形为椭圆形或卵圆形，位于𬌗面颊尖三角嵴中下部（图 2-1-44，图 2-1-45）。

开髓方法如图 2-1-46 所示，在𬌗面中央近颊尖处下钻，钻针方向与牙长轴方向一致，一直穿通髓腔。揭净髓室顶，形成洞形。

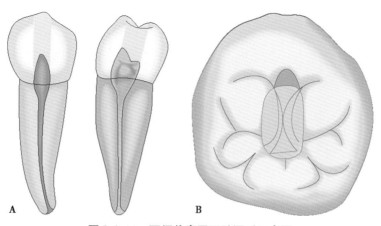

图 2-1-44　下颌前磨牙开髓洞形示意图
A. 邻面观　B. 𬌗面观

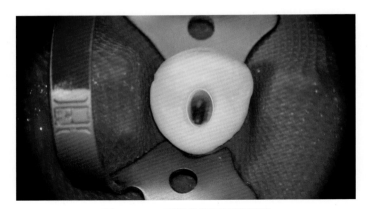

图 2-1-45 下颌前磨牙开髓洞形

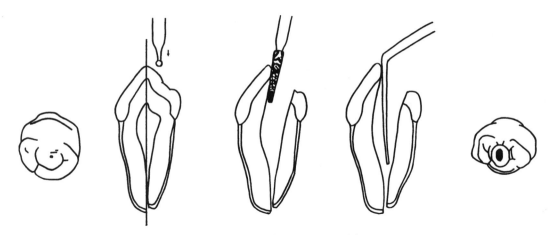

图 2-1-46 下颌前磨牙开髓方法示意图

（6）下颌磨牙：下颌磨牙一般有两个根，近中为一扁根，多数内有颊、舌两个根管；远中根中多为粗大的远中根管，此时即有 3 个根管。有时远中根中也分为颊、舌两个根管，此时即共有 4 个根管。下颌第二磨牙根管有时在颊侧融合，根管的横断面呈 C 形。开髓洞形为钝圆的长方形，位于殆面近远中径的中 1/3 偏颊侧。近中边稍长，远中边稍短；颊侧洞缘在颊尖的舌斜面上，舌侧洞缘在中央沟处（图 2-1-47，图 2-1-48）。

开髓方法：在殆面中央窝下钻，钻至牙本质深层时，向近远中及颊侧方向扩展，形成比髓室顶略小的长方形窝洞。穿通髓角后沿洞口外形扩展，揭净髓室顶，形成窝洞壁向髓腔壁的平滑移行部（图 2-1-49）。

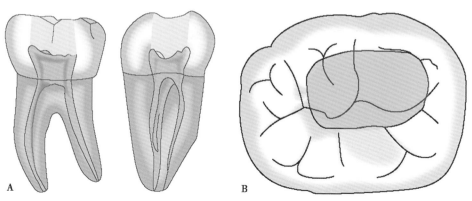

图 2-1-47　下颌磨牙开髓洞形示意图

A. 邻面观　B. 殆面观

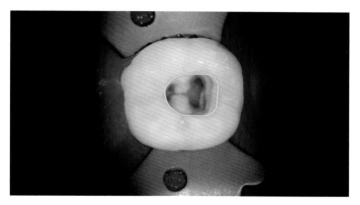

图 2-1-48　下颌磨牙开髓洞形

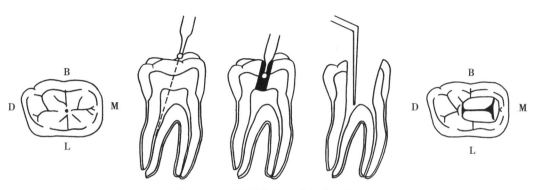

图 2-1-49　下颌磨牙开髓方法示意图

3. 髓腔通路预备的步骤

```
根据解剖特点设计开髓调形
        ↓
去除龋坏组织，穿通髓腔
        ↓
揭净髓室顶
        ↓
修整髓室侧壁，形成便利形
        ↓
定位根管口
        ↓
建立直线通路
```

4. 合格髓腔通路预备的基本要求

（1）开髓洞形正确；

（2）全部髓顶揭净；

（3）全部根管口暴露于直视洞口中；

（4）疏通锉可直线进入根管根尖部，全程无阻碍；

（5）最大程度保存牙体组织，无操作缺陷。

【实验用品】

1. 一般器械　口腔检查器械（口镜、探针、镊子）（图 2-1-50）。

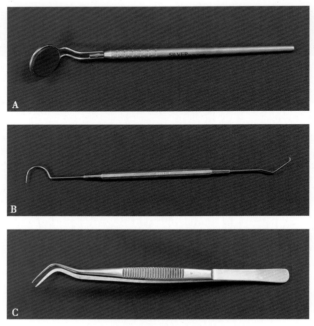

图 2-1-50　口腔检查器械
A. 口镜　B. 探针　C. 镊子

2．橡皮障　用来隔离术区（图 2-1-51）。

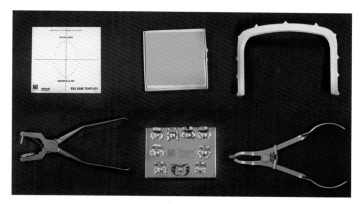

图 2-1-51　橡皮障套装

3．开髓器械

（1）涡轮手机：包括高速涡轮手机（图 2-1-52）和慢速涡轮手机（图 2-1-53）

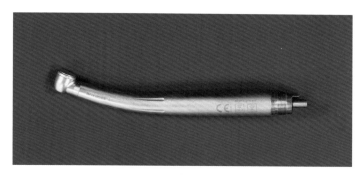

图 2-1-52　高速涡轮手机

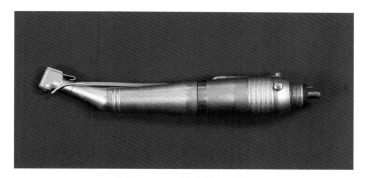

图 2-1-53　慢速涡轮手机

（2）车针：传统的开髓车针包括：高速裂钻（图 2-1-54）和各类球钻（图 2-1-55）。
高速裂钻用于穿通釉质和牙本质进入髓室。球钻用于揭净髓室顶。
还可以选用一些新型的开髓车针：开髓钻（Endo Access Bur）、Endo-Z 钻和 Diamendo 钻。

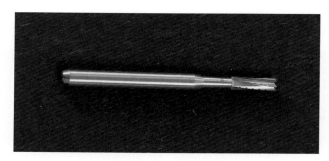

图 2-1-54　高速裂钻

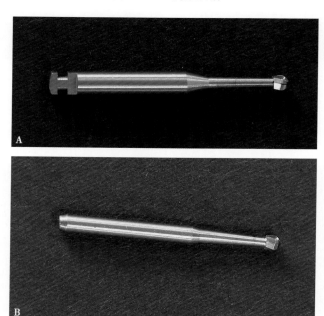

图 2-1-55　球钻
A. 慢速球钻　　B. 高速球钻

　　开髓钻（Endo Access Bur）：是尖端有切割功能的金刚砂钻。主要用于已行全瓷或烤瓷冠修复的患牙。可以有效避免瓷层的崩裂和微裂纹的产生（图 2-1-56）。

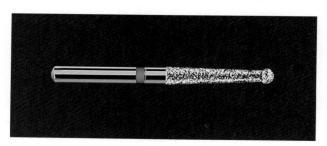

图 2-1-56　开髓钻（Endo Access Bur）

　　Endo-Z 钻：是理想的髓腔修整车针，具有圆钝的非切割尖端，适合于扩大和修整髓腔，不会破坏髓室底（图 2-1-57）。

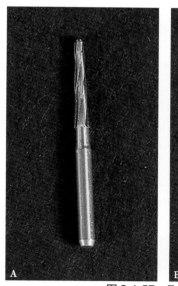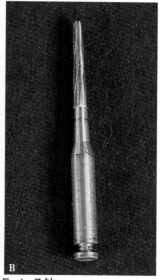

图 2-1-57 Endo-Z 钻

A. 高速 Endo-Z 钻　B. 低速 Endo-Z 钻

Diamendo 钻：用于穿通髓腔后预备髓腔形态，以建立达到根管口的通路。是锥形金刚砂车针，非切割功能尖端。可以有效地防止髓室底或侧壁穿孔（图 2-1-58）。

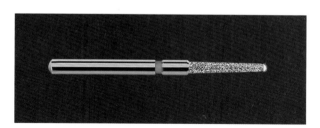

图 2-1-58　Diamendo 钻

（3）超声根管治疗工作尖：用于精确去除对根管器械起到阻碍作用的解剖结构，比如根管口的牙本质，使器械可以循直线通路进入根管（图 2-1-59）。

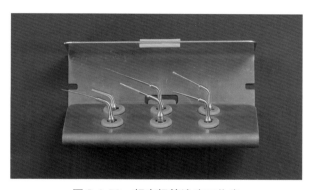

图 2-1-59　超声根管治疗工作尖

4. 根管探查器械　根管探查器械包括探查根管口的 DG16 探针（图 2-1-60）和各类根管治疗疏通锉（图 2-1-61）。

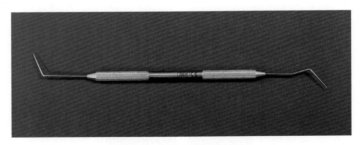

图 2-1-60　根管探针 DG16

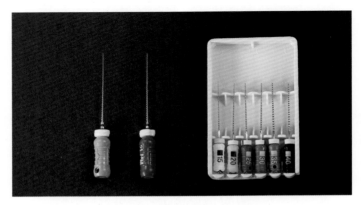

图 2-1-61　各类根管治疗疏通锉

【操作步骤】

以左下颌第一磨牙髓腔通路预备为例

1. 根据解剖特点设计开髓洞形（图 2-1-62）。

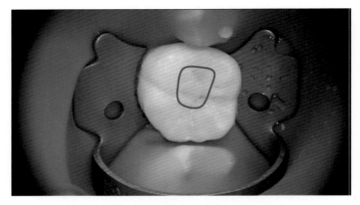

图 2-1-62　左下颌第一磨牙开髓洞形设计

下颌第一磨牙𬌗面开髓洞形为钝圆角的长方形，位于𬌗面近远中径的中 1/3 偏颊侧部分。近中边稍长，远中边稍短，颊侧洞缘在颊尖的舌斜面上，舌侧洞缘在中央沟处

2. 去除龋坏组织、穿通髓腔（图2-1-63～图2-1-66）。

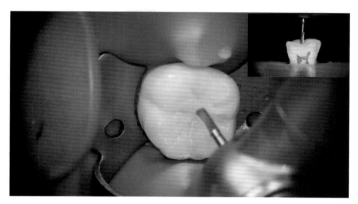

图 2-1-63　下钻位置
用高速涡轮手机和裂钻在𬌗面中央窝下钻

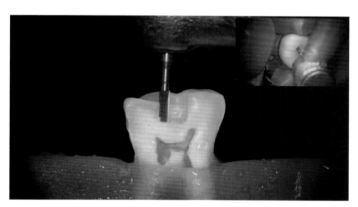

图 2-1-64　磨除釉质和牙本质
车针达牙本质深层后向近远中及颊侧扩展，形成比髓室顶略小的长方形窝洞

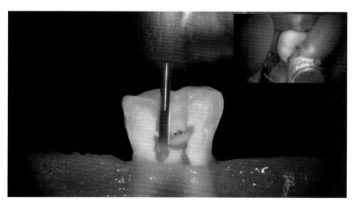

图 2-1-65　穿通髓腔
车针穿通远中或近中髓角，进入髓腔

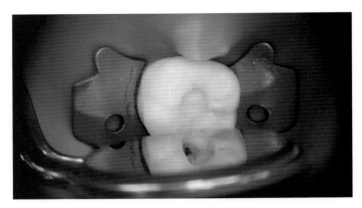

图 2-1-66 见穿髓孔

通过口镜反光观察穿髓孔

3. 揭净髓室顶（图 2-1-67～图 2-1-69）。

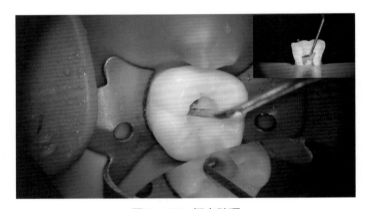

图 2-1-67 探查髓顶

用探针的三弯端探查髓室顶。探针被勾住的部位即为未揭净的髓室顶

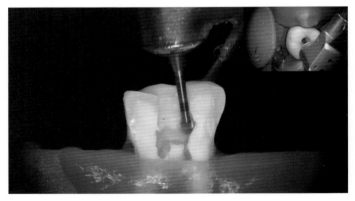

图 2-1-68 揭髓顶

慢速球钻揭净髓室顶

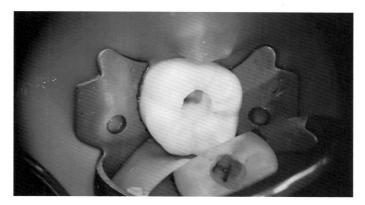

图 2-1-69　揭净髓顶
充分揭净髓室顶,暴露髓室底和根管口

4. 修整髓室侧壁,形成便利形(图 2-1-70)。

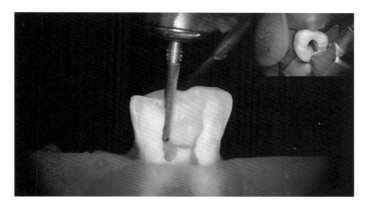

图 2-1-70　修整洞形
用 Endo-Z 钻修整洞壁和髓腔

5. 定位根管口(图 2-1-71)。

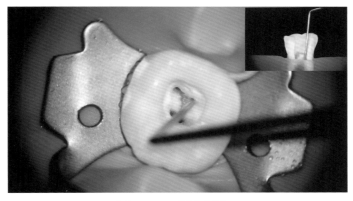

图 2-1-71　探查根管口
用 DG16 探针探查到 4 个根管口,近中颊、近中舌、远中颊和远中舌

6. 建立直线通路（图2-1-72，图2-1-73）。

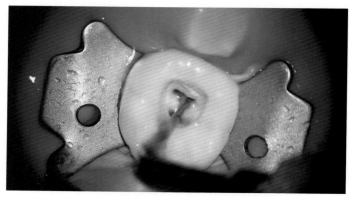

图 2-1-72　去除根管口钙化组织和牙本质
用超声根管治疗工作尖 ET20 去除妨碍器械沿直线通路进入根管的
结构，如根管口钙化组织和根管口牙本质等

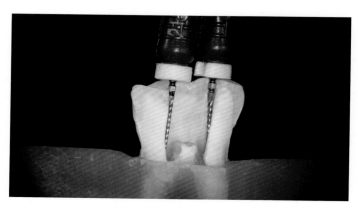

图 2-1-73　建立直线通路
髓腔通路预备完成后，根管治疗器械（如根管锉）应能循直线通路进入根管

【注意事项】

1. 术前通过临床检查和 X 线片充分了解患牙的髓腔根管解剖形态，比如有无钙化、牙根数目、根管数目、牙根的长度和弯曲度。

2. 髓腔通路预备过程中，自始至终采用正确体位、术式，手持器械必须有良好的支点。

3. 充分揭净髓室顶和暴露根管口，防止根管遗漏。

4. 尽量保留健康牙体组织，防止开髓洞形过大或过小，防止髓腔侧方穿孔和髓室底穿孔等意外发生。

【练习题】

1. 有关下颌第一磨牙髓腔根管解剖形态的描述错误的是

　　A. 下颌第一磨牙一般有两个牙根，即近中根和远中根

　B. 近中根为一扁根，多数内有颊、舌两个根管

　C. 远中根只可能有一个粗大的根管

　D. 下颌第一磨牙有可能只有 3 个根管，即近中颊根管、近中舌根管和远中根管

　E. 有时远中根中也分为颊、舌两个根管

2. 有关下颌第一磨牙开髓洞形的描述错误的是

　A. 开髓洞形为钝圆的长方形

　B. 位于𬌗面近远中径的中 1/3

　C. 颊侧洞缘在颊尖的舌斜面上，舌侧洞缘在中央沟处

　D. 近中边稍短，远中边稍长

　E. 洞形在𬌗面上偏颊侧

3. 髓腔通路预备中可能会用到的器械包括（多选）

　A. 高速裂钻　　　　　　　　B. 慢速球钻

　C. 慢速倒锥钻　　　　　　　D. Endo-Z 钻

　E. Diamendo 钻

4. 髓腔通路预备过程中的失误包括（多选）

　A. 侧穿

　B. 开髓洞形过大，牙体组织折裂

　C. 穿通髓室底

　D. 穿通髓室顶

　E. 穿通健康的髓室侧壁

5. 髓腔通路预备的目的包括（多选）

　A. 去净龋坏组织

　B. 彻底揭净髓室顶，去除髓室内的牙髓组织

　C. 探查并明确根管口的数量和位置

　D. 建立器械可直线进入根管的通路

　E. 保留健康的牙齿结构

第二节　牙周病学核心技能

手工龈上洁治术

【目的和要求】

1. 掌握龈上洁治器械的选择原则。

2. 掌握龈上洁治器械的握持和使用方法。

3. 掌握龈上洁治术（supragingival scaling）的基本操作方法和不同区域牙齿洁治的体位和支点选择。

【实验内容】

1. 识别与选择不同种类的龈上洁治器械。

2. 在仿真头模口内进行龈上洁治术。

【理论知识回顾】

1. 龈上洁治术　龈上洁治术,简称洁治术,是指用洁治器械去除龈上牙石、菌斑和色素,并抛光牙面,以延迟菌斑和牙石再沉积,包括手工和超声两种方法。

手工龈上洁治与龈下刮治的手法和技巧有一定共通之处,部分老式心脏起搏器的安装者无法进行超声龈上洁治。因此,尽管超声龈上洁治高效便捷,已日益普及,手工洁治仍是口腔医师的基本功之一。

龈上洁治术的适应证包括:

(1)牙龈炎;

(2)牙周炎;

(3)预防性治疗;

(4)修复、正畸、口腔手术等口内其他治疗前准备。

2. 龈上洁治器械的识别与选择　通常手用洁治器(scaler)的基本结构相同,分为柄(handle)、颈(shank)和工作端(working end 或 blade)三个部分(图 2-2-1)。根据工作端的形状,龈上洁治器分为镰形器(sickle scaler)和锄形器(hoe scaler)(图 2-2-2)。

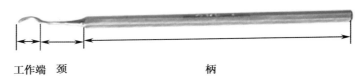

工作端　颈　　　　　　　柄

图 2-2-1　龈上洁治器的结构

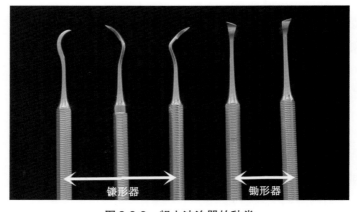

镰形器　　　　　锄形器

图 2-2-2　龈上洁治器的种类

(1)镰形洁治器(sickle scalers):工作端断面为等腰三角形,有两个切割刃(图 2-2-3)。根据使用的部位不同,镰形洁治器有不同的大小和形状,颈部也有不同的设计。

前牙镰形器：工作端、颈、柄在同一平面上。

后牙镰形器：颈部形成一定角度，使工作端适用后牙外形，左右成对，形似牛角，也称牛角形洁治器。大镰刀形洁治器也可用于后牙洁治。后牙镰形器的选择原则：工作端的尖端指向邻间隙，等腰三角形底边朝向㖞面，颈部的下干与牙长轴平行，柄指向口外。

（2）锄形洁治器（hoe scalers）：线形刀刃，左右成对，两端不对称，一端

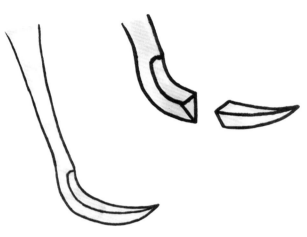

图 2-2-3　镰形器剖面图

呈锐角，一端呈钝角，多用于去除颊、舌面的色素。使用时，锐角端置于牙石侧的龈沟内，刮除龈上牙石及浅层龈下牙石，用整个刃口刮除光滑面上的色素、菌斑和牙石。

（3）抛光器：洁治后不光滑的牙面需要抛光，防止菌斑、牙石及色素再沉积。目前主要有橡皮杯抛光和喷砂抛光两种技术，所需的器械分别为橡皮杯、抛光膏和喷砂机、喷砂粉（图 2-2-4）。

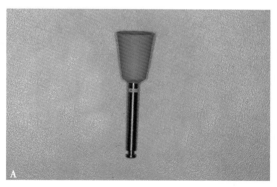
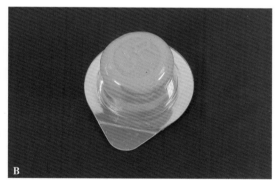
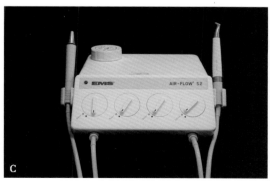
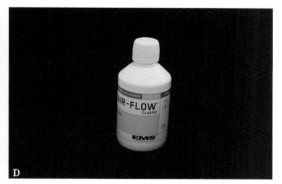

图 2-2-4　抛光器械
A. 抛光杯　B. 抛光膏　C. 喷砂机　D. 喷砂粉

3．器械的握持　以改良握笔法握持器械，将洁治器的颈部紧贴中指腹，食指弯曲位于中指上方，握持器械柄部，拇指指腹紧贴柄的另一侧，并位于中指和食指指端之间约 1/2 处（图 2-2-5）。三个手指构成三角形力点，有利于稳固地握持器械，并灵活转动器械的角度。

4．支点的选择　常将中指与无名指贴紧，作为共同支点，或以中指做支点。

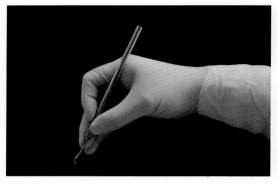

图 2-2-5　改良握笔法

支点分口内支点和口外支点两大类：

（1）口内支点：邻牙支点，是最常规的支点。将无名指指腹放在邻近牙齿上，支点位置应尽量靠近被洁治的牙齿，并随洁治部位的移动而移动（图 2-2-6）。

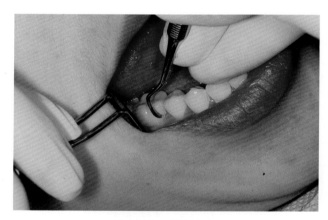

图 2-2-6　邻牙支点

对侧牙支点，将无名指置于对侧牙𬌗面，作为支点（图 2-2-7）。

对颌牙支点，洁治后牙时，将无名指放于同侧对颌牙面上（图 2-2-8）。

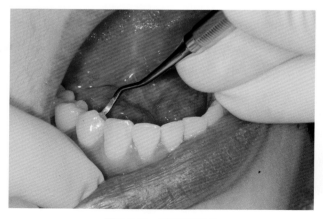

图 2-2-7　对侧牙支点

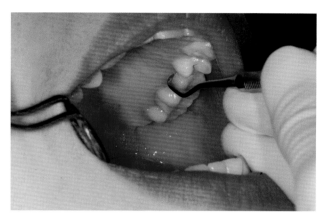

图 2-2-8　对颌牙支点

指 - 指支点：将左手拇指或食指深入口内，为右手中指和无名指提供支点（图 2-2-9）。

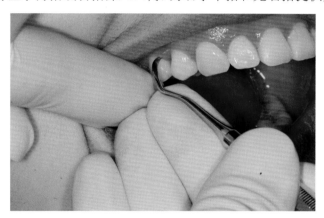

图 2-2-9　指 - 指支点

（2）口外支点：将多个手指的指腹或指背靠在面部作为支点。

掌心向上法，洁治右上后牙时，将中指和无名指指背放于同侧下颌面部的皮肤上作为支点（图 2-2-10）。

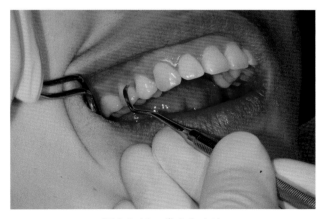

图 2-2-10　掌心向上法

51

掌心向下法：洁治左上颌后牙时，将中指和无名指的掌面放于同侧下颌面部的皮肤上作为支点（图2-2-11）。

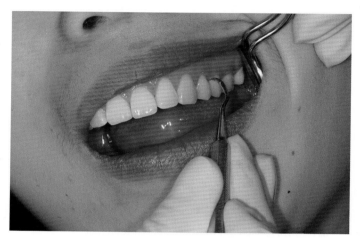

图 2-2-11　掌心向下法

5. 操作方法　将洁治器尖端 1～2mm 的工作刃紧贴牙面，放于牙石根方，洁治器工作端与牙面间的角度应小于 90°，大于 45°，以 70°～80° 为宜。握紧器械，向牙面施加侧向压力，通过前臂和腕部的上下移动或转动发力，将牙石整体向冠方刮除。每一个洁治动作应与上一个有所重叠，以免遗漏牙石。单纯用指力的洁治动作比较精细，易于控制，但肌肉容易疲劳，一般仅限于轴角或窄根的唇舌面。

用力的方向一般是向冠方，也可以斜向或水平向（图2-2-12）。

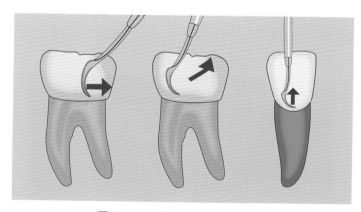

图 2-2-12　洁治的三种用力方向

6. 体位的选择

（1）患者体位：患者上身后仰，被洁治牙应与术者肘部平齐。洁治下颌时，下颌𬌗平面与地面平行,洁治上颌时,上颌船平面与地面约呈45°～90°角。

(2)术者体位:术者的大腿与地面平行,主要位于患者右前方,也可位于右后方、正后方或左后方(图2-2-13)。根据所洁治的区段、牙面的不同,选择合适的体位。

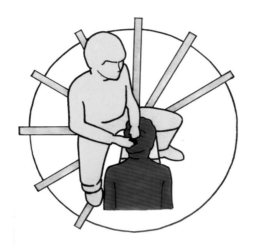

图2-2-13　术者体位

【实验用品】

1. 口腔检查盘,包括口镜、镊子和尖探针。

2. 洁治器,包括前牙镰形器、后牙镰形器(1对)、锄形洁治器(1对)。

3. 仿真头模

4. 带牙石的仿真牙模型(1副)(图2-2-14)。

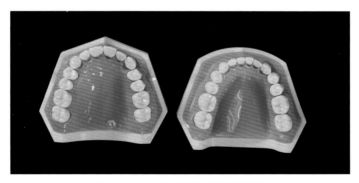

图2-2-14　带牙石的仿真牙模型

【操作步骤】

通常,将全口牙分为上、下颌的前牙及左右侧后牙6个区段,逐区洁治。为了避免频繁的变换器械和体位,洁治某一个区段的牙齿时,一般在同一体位完成一组牙的某一侧后,再变换体位洁治另一侧。

下面介绍各区段常用的体位及支点:

1．前牙区　术者一般位于患者右侧,前牙远离术者的一侧牙面被称为"远术者区"(图 2-2-15),即右侧前牙的近中面与左侧前牙的远中面,靠近术者的另一侧牙面则为"近术者区"(图 2-2-16)。

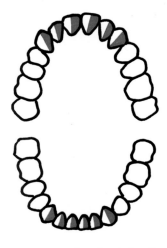

图 2-2-15　前牙"远术者区"

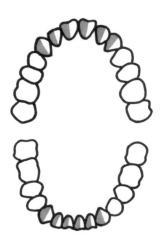

图 2-2-16　前牙"近术者区"

(1)"远术者区"前牙:术者位于患者正后方(图 2-2-17),以邻牙为支点,依次刮除牙石,洁治上颌腭侧及下颌舌侧时,可通过口镜反光进行操作(图 2-2-18~图 2-2-21)。

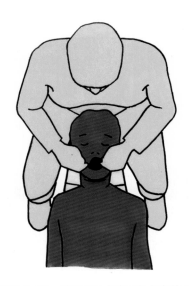

图 2-2-17　前牙"远术者区"术者体位

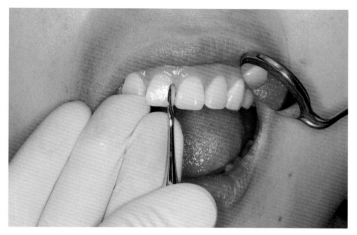

图 2-2-18　上前牙唇面支点的建立

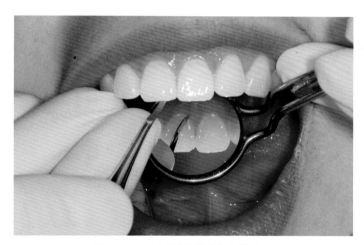

图 2-2-19　上前牙腭面支点的建立

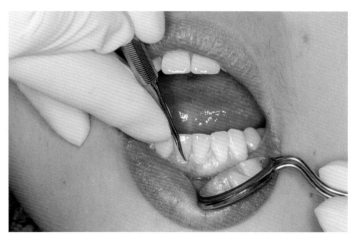

图 2-2-20　下前唇面支点的建立

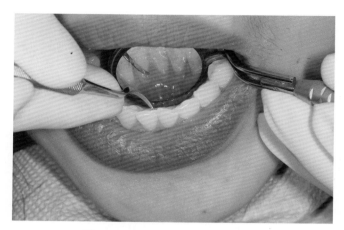

图 2-2-21　下前牙舌面支点的建立

　　（2）"近术者区"前牙时，术者位于患者右前方（图 2-2-22），支点的建立类似"远术者区"（图 2-2-23～图 2-2-26）。

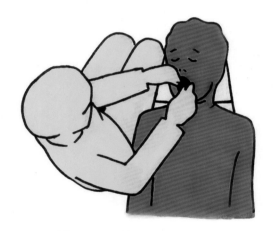

图 2-2-22　前牙"近术者区"术者体位

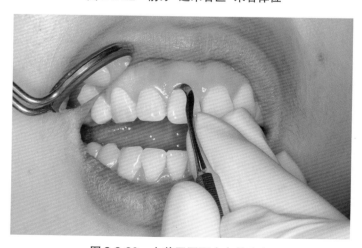

图 2-2-23　上前牙唇面支点的建立

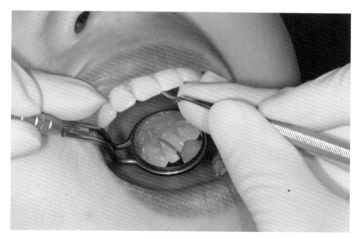

图 2-2-24 上前牙腭面支点的建立

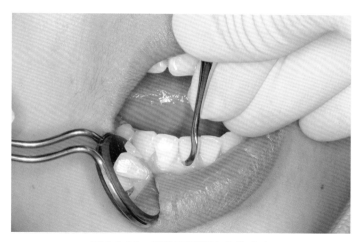

图 2-2-25 下前牙唇面支点的建立

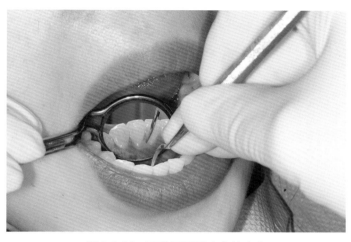

图 2-2-26 下前牙舌面支点的建立

2. 后牙区

（1）右上颌后牙区：洁治右上颌后牙颊面时，术者通常位于患者右前方（图 2-2-27），以邻牙为支点（图 2-2-28），或采用口外支点，即掌心向上法，依次刮除牙石。

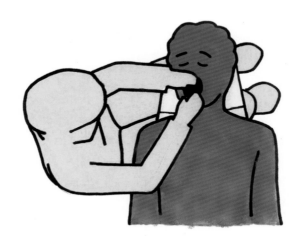

图 2-2-27　术者体位

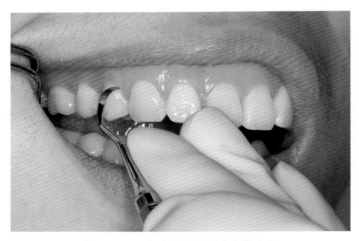

图 2-2-28　右上后牙颊面支点的建立

洁治右上颌后牙腭面时，术者一般位于患者右后方（图 2-2-29），利用口镜反光，以邻牙为支点（图 2-2-30），进行操作，有时也可位于患者左后方。

（2）左上颌后牙区：洁治左上颌后牙颊面时，术者的体位及支点选择与右上颌后牙腭面近似（图 2-2-31）。

洁治左上颌后牙腭面时，术者通常位于患者右前方，以邻牙或对侧牙为支点，进行操作（图 2-2-32）。

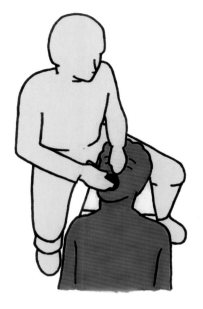

图 2-2-29　术者体位

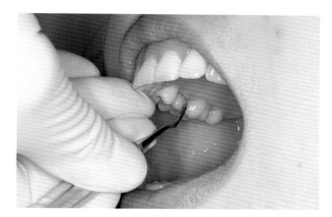

图 2-2-30　右上后牙腭面支点的建立

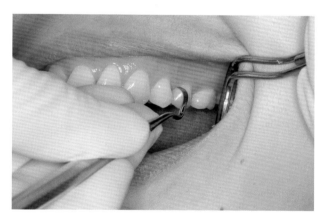

图 2-2-31　左上后牙颊面支点的建立

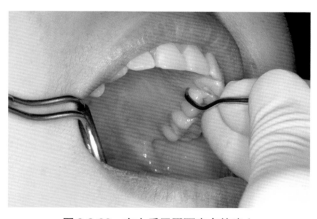

图 2-2-32　左上后牙腭面支点的建立

（3）右下颌后牙区：洁治右下颌后牙颊面时，术者一般位于患者右前方，以邻牙为支点，依次刮除牙石（图2-2-33）。

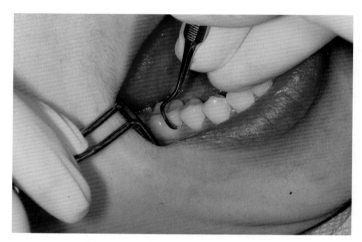

图 2-2-33　右下后牙颊面支点的建立

洁治右下颌后牙舌面时，术者通常位于患者右后方，利用口镜反光，以邻牙为支点，进行操作（图2-2-34）。

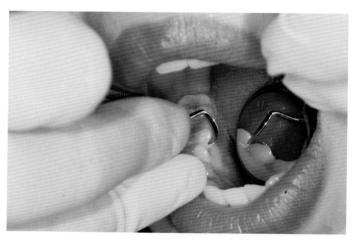

图 2-2-34　右下后牙舌面支点的建立

（4）左下颌后牙区：洁治左下颌后牙的颊面或舌面时，术者的体位及支点选择分别与右下颌后牙舌面或颊面近似（图2-2-35、图2-2-36）。

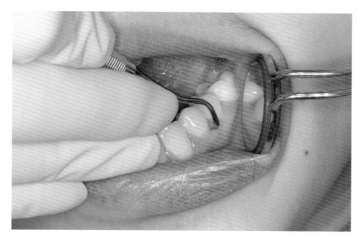

图 2-2-35 左下后牙颊面支点的建立

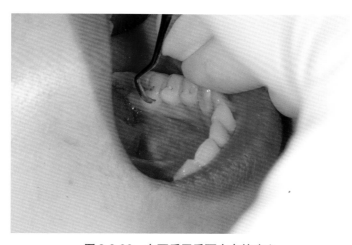

图 2-2-36 左下后牙舌面支点的建立

【注意事项】

1. 洁治时要有支点,支点要稳固,并保持干燥。无名指与中指做复合支点时,要做到三个不分离:器械与手指不分离、手指与支点不分离及中指与无名指不分离。

2. 洁治时应将洁治器尖端放于牙石底部,通过"爆发力"将牙石整块除去,避免层层刮削。

3. 洁治过程中应注意对牙龈的保护,洁治器尖端始终紧贴牙面,并保持洁治器工作端与牙面成 70°～80° 角,牢固控制器械,保持稳固的支点。

4. 洁治完成后,用探针仔细检查有无残留牙石,尤其是邻面。如使用的模型带有牙龈,还应检查牙龈有无损坏。

5. 临床洁治时,应注意交叉感染的预防和炎症的控制。洁治前可让患者用 3% 过氧化氢液或 0.12% 氯己定液含漱一分钟,洁治后可采用 3% 双氧水和生理盐水冲洗术区,打磨抛光,必要时脱敏处理。炎症较重时,可将碘甘油置于龈沟内。

6.金属洁治器械不能用于钛种植体表面的洁治。

【练习题】

1.龈上洁治时,工作端与牙面之间的最佳角度是

    A.90°～110°   B.30°～60°

    C.30°～90°   D.70°～80°

    E.60°～90°

2.龈上洁治过程中,应将洁治器尖端_____工作刃紧贴牙面

    A.1～2mm   B.2～3mm

    C.3～4mm   D.1～3mm

    E.2～4mm

3.口内支点包括

    A.邻牙支点   B.对侧牙支点

    C.指-指支点   D.对颌牙支点

    E.以上都是

4.龈上洁治器的握持方法为

    A.握笔式   B.改良握笔式

    C.掌拇式   D.三者都对

    E.三者都不对

5.龈上洁治时,术者的体位除外

    A.右前方   B.右后方

    C.左前方   D.左后方

    E.正后方

第三节　儿童牙病学核心技能

窝沟封闭术
(右下颌第一磨牙窝沟封闭术)

ER-2-3-1

【目的和要求】

通过在恒磨牙上进行窝沟封闭(光固化)操作,掌握窝沟封闭技术(光固化)的操作步骤及注意事项。

【实验内容】

右下颌第一磨牙窝沟封闭(光固化)操作。

【理论知识回顾】

1. 窝沟封闭的概念（Pit and fissure sealant） 在牙发育时期，由于牙尖融合障碍，点隙裂沟形成于釉质面的交界处。如果表面没有完全融合，在釉质间或釉牙本质界之间将留下深的沟裂，这些部位的菌斑，通过自我口腔卫生措施或牙科专业维护方法都难以去除，因而是致龋菌及其代谢产物滞留的场所。致龋菌利用营养物质代谢并产酸，从而导致龋的发生。

窝沟封闭是指不去除牙体组织，在牙的点隙裂沟涂布一层粘接性树脂，保护牙釉质不受细菌及代谢产物侵蚀，达到预防龋病发生的一种有效防龋方法。窝沟封闭使用的高分子材料，叫做窝沟封闭剂。

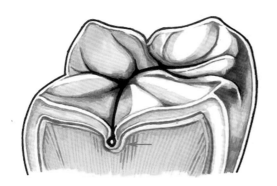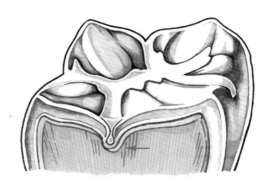

图 2-3-1 深窝沟、窝沟封闭后示意图

2. 窝沟封闭的适应证和非适应证

（1）适应证：深的窝沟，特别是可以插入或卡住探针的牙（包括可疑龋）；病人其他牙，特别是对侧同名牙患龋或有患龋倾向。牙萌出达到咬合平面即适宜作窝沟封闭，一般是萌出后4年之内。乳磨牙在3～4岁，第一恒磨牙在6～7岁，第二恒磨牙在11～13岁为最适宜封闭的年龄。适应证取决于儿童牙齿的解剖情况、龋病活跃性、患龋风险及儿童合作情况。

（2）非适应证：牙面无深的沟裂点隙，自洁作用好；患者不能配合正常操作；牙尚未完全萌出，尚有牙龈覆盖。

3. 封闭剂的组成、类型与特点

（1）封闭剂的组成：通常由树脂基质、稀释剂、引发剂和一些辅助剂（如溶剂、填料、氟化物等）组成。

（2）封闭剂的类型与特点：封闭剂依照固化方式可以分为光固化与自凝固化两种。

光固化封闭剂需要使用光固化机光照固化，常用光源为430～490nm的可见光。其优点为：抗压强度较大，封闭剂表面光滑，与紫外光固化相比固化深度更大，术者可在适当的时间使封闭剂固化，且花费时间较少（10～20秒）；操作方便，容易掌握。

自凝固化方法不需特殊设备，花费较少，在涂布前需调拌树脂基质与催化剂，材料经聚合反应在1～2分钟内固化，调拌后应及时涂布，在规定时间内完成操作过程，且调拌过程可能产生气泡。

4.酸蚀 酸蚀可去除牙釉质表层,使新鲜的釉质表面形成微孔结构,封闭剂渗入微孔形成机械锁结,加强固位。酸蚀剂一般为 35%～38% 的磷酸液或含磷酸的凝胶,酸蚀面积应为接受封闭的范围,一般为牙尖斜面三分之二。恒牙酸蚀的时间为 20～30 秒,乳牙酸蚀时间为 60 秒。

【实验用品】

口腔检查器械(口镜、探针、镊子)、低速涡轮手机、清洁毛刷、棉卷、吸唾管、酸蚀剂、光固化窝沟封闭剂、光固化机。

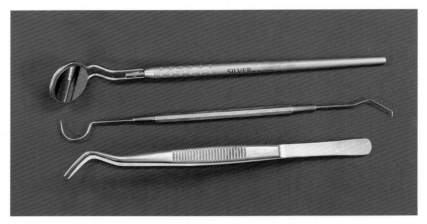

图 2-3-2　口腔检查器械(口镜、探针、镊子)

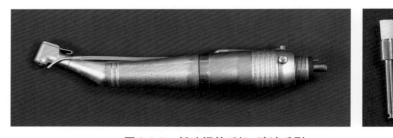

图 2-3-3　低速涡轮手机、清洁毛刷

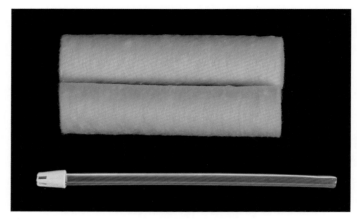

图 2-3-4　棉卷、吸唾管

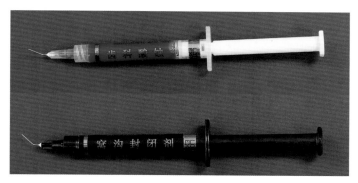

图 2-3-5　酸蚀剂、光固化窝沟封闭剂

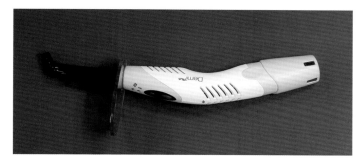

图 2-3-6　光固化机

【操作步骤】

以右下颌第一磨牙光固化窝沟封闭为例

1. 清洁牙面（图 2-3-7）

（1）用低速手机装锥形小毛刷或橡皮杯，蘸清洁剂刷洗牙面；

（2）清洁后彻底冲洗牙面；

（3）用尖锐探针清除窝沟中残余的清洁剂。

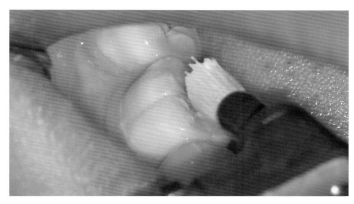

图 2-3-7　清洁牙面

2．酸蚀（图2-3-8）

（1）棉卷隔湿，吹干牙面；

（2）涂布酸蚀剂，酸蚀时间为20～30秒。

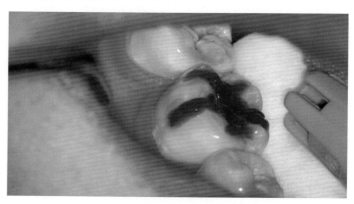

图 2-3-8　酸蚀

3．冲洗和干燥（图2-3-9～图2-3-11）

（1）水枪加压冲洗牙面10～15秒，吸唾器吸干，去除釉质表面的酸蚀剂和反应产物。如用含磷酸的凝胶酸蚀，冲洗时间应加倍；

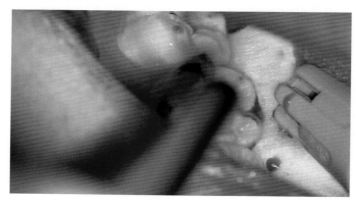

图 2-3-9　冲洗

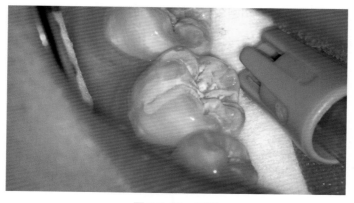

图 2-3-10　干燥

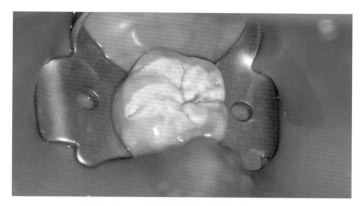

图 2-3-11 也可使用橡皮障进行隔湿
酸蚀牙面干燥后呈白色雾状外观

（2）交换棉卷隔湿，无油无水的压缩空气吹干牙面约 15 秒。

4. 涂布封闭剂（光固化）（图 2-3-12） 将光固化封闭剂涂布在酸蚀牙面上，使封闭剂渗入窝沟，将窝沟内空气排出。封闭剂尽量覆盖全部酸蚀面，但勿超出酸蚀范围。

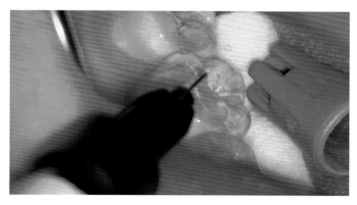

图 2-3-12 涂布封闭剂

5. 固化（图 2-3-13） 光照 20～40 秒（照射时间根据产品类型与可见光源性能决定）。照射距离约离牙尖 1mm。照射范围大于封闭剂涂布的部位。

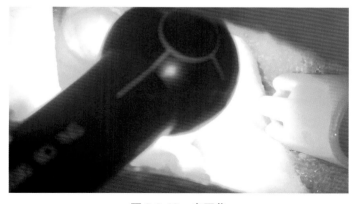

图 2-3-13 光固化

6. 检查（图 2-3-14，图 2-3-15） 用探针进行全面检查，了解固化程度，粘接情况，有无气泡存在，有无遗漏窝沟，有无过多封闭材料，发现问题及时处理。如使用含有填料的封闭剂，又咬合过高，则需调𬌗。

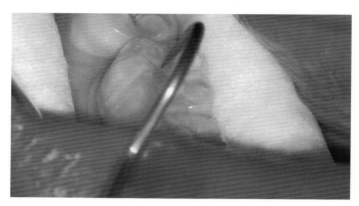

图 2-3-14 检查

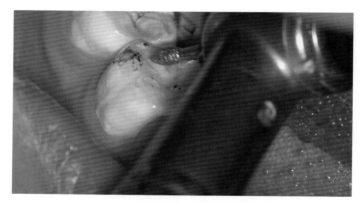

图 2-3-15 调𬌗

【注意事项】

1. 正确掌握窝沟封闭的适应证和非适应证。

2. 所有深窝沟均应进行封闭，包括上颌牙的腭沟和下颌牙的颊沟。

3. 清洁牙面时，清洁剂可以用浮石粉或不含氟的牙膏，要注意不使用含有油质的清洁剂或过细磨料，也可不使用清洁剂。

4. 酸蚀过程中不要擦拭酸蚀面，以免破坏酸蚀后的微孔结构。酸蚀剂用量适当，不要溢出到口腔软组织。

5. 酸蚀牙面干燥后呈白色雾状外观，如果酸蚀后的牙釉质没有这种现象，应重新酸蚀。操作中要确保酸蚀牙面不被唾液污染，否则应再冲洗牙面，彻底干燥后重新酸蚀 60 秒。封闭前保持牙面干燥不被唾液污染，是封闭成功的关键。

6. 在吹干牙面以前通过向口镜上吹气来检查压缩空气是否有污染，因为油或水污染的压缩空气吹干牙面时可使一层油膜或水膜覆盖酸蚀面，影响树脂渗入釉质。

7. 吹干牙面时,气流应轻柔,避免唾液飞溅污染酸蚀后的牙面。

8. 涂布封闭剂时,可用尖探针或小毛刷辅助排出窝沟内的空气,注意不能产生气泡。

9. 封闭剂在不影响咬合的情况下尽可能有一定的厚度。

10. 固化后不能忽略检查的步骤,如发现遗漏窝沟或气泡存在,应重做封闭(图 2-3-16,图 2-3-17)。

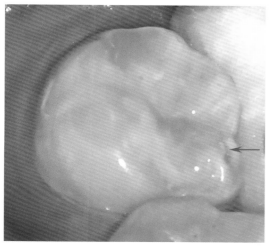

图 2-3-16 遗漏窝沟

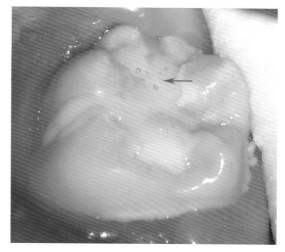

图 2-3-17 气泡

11. 封闭后应定期复查,观察封闭剂保留情况,如有脱落应重做封闭。

【练习题】

1. 第一恒磨牙适合做窝沟封闭的年龄是

  A. 3～4 岁　　　　　　　　　　　B. 6～7 岁

  C. 11～12 岁　　　　　　　　　　D. 13～15 岁

  E. 任何年龄都适合

2. 以下情况中不适合做窝沟封闭的是

  A. 窝沟深,能卡住探针

  B. 对侧同名牙患窝沟龋

  C. 7 岁儿童,六龄牙已萌出,配合好

  D. 六龄牙部分萌出,远中尚有部分龈瓣覆盖

  E. 4 岁儿童,乳磨牙窝沟深

3. 恒牙窝沟封闭操作过程中,使用磷酸液进行酸蚀,时间一般为

  A. 10 秒　　　　　　　　　　　　B. 20～30 秒

  C. 1 分钟　　　　　　　　　　　D. 2 分钟

  E. 3 分钟

4. 以下窝沟封闭的操作中,不正确的是

A. 使用含氟牙膏清洁牙面

B. 冲洗时使用吸唾器吸干

C. 酸蚀牙面被唾液污染,则冲洗牙面后重新酸蚀

D. 涂布封闭剂时使用探针帮助排出窝沟内的空气

E. 封闭后使用探针检查封闭情况

5. 窝沟封闭操作中,封闭剂固化后需进行检查,检查的内容有

A. 封闭剂的固化情况　　　　　B. 是否有气泡存在

C. 是否有遗漏的窝沟　　　　　D. 是否有咬合高点

E. 以上都包括

第四节　口腔预防医学核心技能

ER-2-4-1

改良 Bass 刷牙法

【目的和要求】

掌握改良 Bass 刷牙法的操作要领和注意事项。

【实验内容】

在刷牙模型和口内练习改良 Bass 刷牙法。

【理论知识回顾】

1. 改良 Bass 刷牙法的概念　　口腔内最容易堆积菌斑的部位是牙齿和牙龈交界处,即龈缘附近与龈沟内,特别是邻间区。改良 Bass 刷牙法,又称水平颤动拂刷法,是一种有效清除龈沟内和牙面菌斑的刷牙方法。水平颤动主要是去除牙颈部及龈沟内的菌斑,拂刷主要是清除唇(颊)舌(腭)面的菌斑。

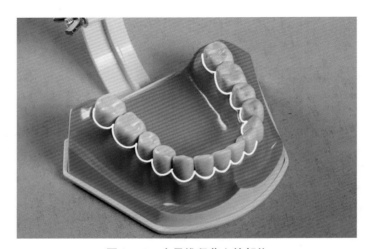

图 2-4-1　容易堆积菌斑的部位

2. 牙刷的选择　选择牙刷的基本原则包括：刷头小，以便在口腔内（特别是口腔后部）转动自如；刷毛硬度为中或软毛，刷毛柔韧易弯，能进入龈缘以下和牙间隙，保证刷牙效率且不造成牙龈损伤；刷柄长度、宽度适当，方便握持。有的牙刷对刷毛进行改进，如刷毛末端逐渐变细、增加特殊毛束等。可根据实际需要进行选择。

3. 牙膏　牙膏的基本成分包括：摩擦剂、洁净剂、润湿剂、胶粘剂、防腐剂、甜味剂、芳香剂、色素和水。牙膏作为刷牙的辅助剂，具有以下作用：牙膏的摩擦剂可辅助机械清除牙齿表面的食物残渣、软垢和菌斑；洁净剂在刷牙过程中发泡、乳化、吸附污垢，增进洁净效果；抑菌作用。另外，还有一些功效牙膏，如含氟牙膏、增白牙膏、脱敏牙膏、抗牙菌斑及减轻牙龈炎症的牙膏等。可根据需要进行选择。

【实验用品】

刷牙模型、牙刷。

【操作步骤】

1. 水平颤动及拂刷的要领（图2-4-2）　刷牙时将刷头置于牙颈部，刷毛指向牙根方向，刷毛与牙长轴大约成45°角，轻微加压，使刷毛部分进入牙龈沟内，部分置于牙龈上。短距离（2~3mm）水平颤动约10次，勿使刷毛顶端离开龈沟，然后将牙刷向牙冠方向转动，拂刷牙面。

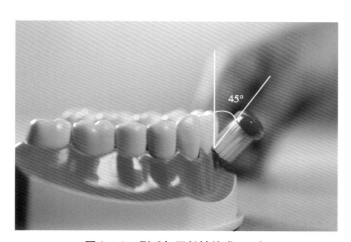

图2-4-2　刷毛与牙长轴约成45°角

2. 刷上下牙齿的唇（颊）面（图2-4-3）　刷上下牙齿的唇（颊）面时，从最后一颗牙开始，以2~3颗牙为一组，刷完第一个部位后，将牙刷移至下一组2~3颗牙的位置重新放置，注意与前一个部位保持有重叠的区域，继续刷下一个部位，沿着牙弓的方向按顺序刷完上下牙齿的唇（颊）面。

3. 刷上下后牙的舌（腭）面（图2-4-4）　用与刷上下牙齿的唇（颊）面同样的方法刷后牙的舌（腭）面。

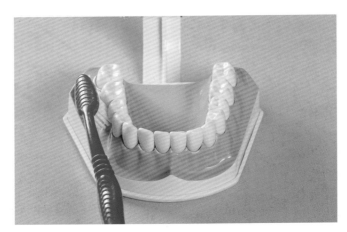

图 2-4-3　刷上下牙齿的唇（颊）面

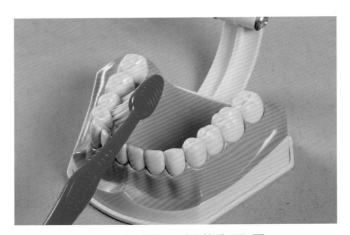

图 2-4-4　刷上下后牙的舌（腭）面

4. 刷上下前牙的舌（腭）面（图 2-4-5，图 2-4-6）　刷下前牙舌面时，将刷头竖放在牙面上，使前部刷毛接触龈缘，自下而上拂刷。刷上前牙腭面时，自上而下拂刷。

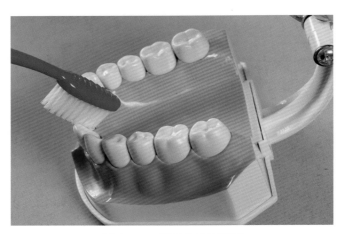

图 2-4-5　刷下前牙的舌面

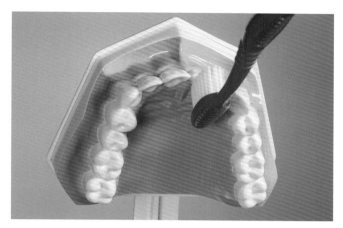

图 2-4-6　刷上前牙的腭面

5．刷咬合面（图 2-4-7）　刷咬合面时，刷毛指向咬合面，稍用力作前后短距离来回刷。

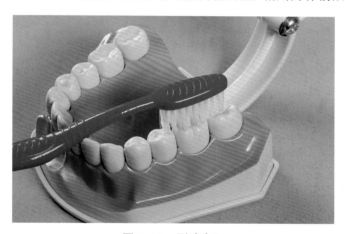

图 2-4-7　刷咬合面

6．刷最后一颗牙的远中面（图 2-4-8）　刷最后一颗牙的远中面时，将刷柄竖起，使刷头从最后一颗牙的舌（腭）面沿着牙龈缘转过这颗牙的远中面，到达颊侧面。

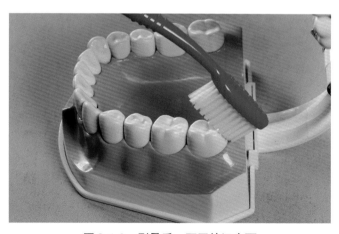

图 2-4-8　刷最后一颗牙的远中面

【注意事项】

1. 刷牙要面面俱到，也就是说上下颌牙的唇颊面、舌腭面和咬合面都要刷到。

2. 每次刷牙时间至少2分钟。

3. 每天至少要早晚各刷牙1次，晚上睡前刷牙更重要。

4. 难刷的部位应特别注意，如最后一颗牙远中面和邻近无牙区的牙面、排列不齐的牙等，需要补充一些刷牙动作或用牙线、牙间隙刷加以补充。

【练习题】

1. 改良 Bass 刷牙法要求刷毛与牙长轴之间的角度是

　　A. 15°　　　　　　　　　　　B. 30°

　　C. 45°　　　　　　　　　　　D. 80°

　　E. 90°

2. 以下关于改良 Bass 刷牙法的说法，正确的是

　　A. 又称水平颤动拂刷法

　　B. 主要是去除牙颈部及龈沟内的菌斑，特别是邻间区的菌斑

　　C. 每次刷牙至少2分钟

　　D. 每天至少早晚各刷牙1次

　　E. 以上都正确

3. 在选择牙刷时，需要遵循什么原则

　　A. 刷头小　　　　　　　　　　B. 中毛或软毛

　　C. 刷毛柔韧易弯，不伤牙龈　　D. 刷柄易握持

　　E. 以上都包括

第三章 ▶ 口腔颌面外科学核心技能

第一节 下牙槽神经阻滞麻醉术

【目的和要求】

1. 掌握下牙槽神经阻滞麻醉的基本步骤。
2. 掌握下牙槽神经的走行及支配范围。

【实验内容】

在仿真头模上行下牙槽神经阻滞麻醉操作。

【理论知识回顾】

1. 下牙槽神经是下颌神经分支中之最大者,在翼外肌内侧下行,从翼外肌下缘处穿出,在蝶下颌韧带与下颌支之间与下牙槽动静相伴沿下颌神经沟下行,穿下颌孔进入下颌管,沿途分支在下颌骨牙槽基底部支配下颌牙及其牙周膜和牙槽骨。终末支出颏孔为颏神经,分布于下颌前牙及第一前磨牙的唇颊侧牙龈,下唇黏膜及皮肤和颏部皮肤(图3-1-1)。

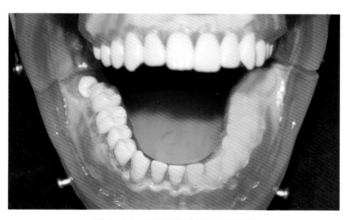

图 3-1-1 下牙槽神经支配范围

2. 舌神经起自下颌神经后干,经翼外肌深面至其下缘,于翼内肌和下颌支之间下行向前内呈一弓形,越过下颌第三磨牙远中至其舌侧下方,继向前下经舌骨舌肌与下颌舌骨肌之间, 位于下颌下腺及其导管之上, 在舌骨舌肌前缘处, 舌神经从导管的上方至其外侧行向下内侧"勾绕"导管, 继续在导管内侧前行, 沿颏舌肌外侧与舌深动静脉伴行至舌尖。分布于下颌舌侧牙龈, 舌前 2/3 黏膜, 口底黏膜和舌下腺。在下颌孔上方的下颌神经沟处舌神经位于下牙槽神经前内方约 1cm 处(图 3-1-2)。

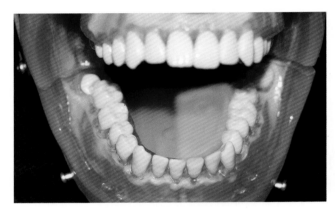

图 3-1-2　舌神经支配范围

3. 颊神经自翼外肌两头之间穿出, 在喙突内侧沿下颌支前缘行向前下, 在颞肌和咬肌前缘的覆盖下, 穿过颊脂垫, 分布于下颌磨牙及第二前磨牙的颊侧牙龈及颊侧黏膜和皮肤。

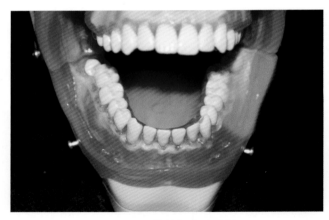

图 3-1-3　颊神经支配范围

4. 口腔科临床应用含 1:10 万肾上腺素的 2% 利多卡因行阻滞麻醉, 麻醉显效时间 2~3 分钟, 维持时间 90~120 分钟, 一次最大剂量约 20ml(60kg 计算), 同时利多卡因具有较强的组织穿透性和扩散性, 亦可作表面麻醉。

【实验用品】

下牙槽神经阻滞麻醉模型、口腔检查器械(口镜、探针、镊子)、手套、0.5% 碘伏棉球、无菌棉球, 5ml 注射器、2% 盐酸利多卡因注射液。

【操作步骤】

1.询问病史(图 3-1-4) 查看病历及核对患者姓名、年龄和需要拔除的牙位;询问有无麻醉及拔牙禁忌,有无过敏史,是否空腹等。

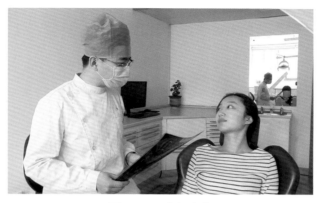

图 3-1-4 询问病史

2.调节椅位(图 3-1-5) 调节椅位,使患者大张口时下颌𬌗平面与地面平行,高度应在医生肘关节以下,医生位于患者右前方。

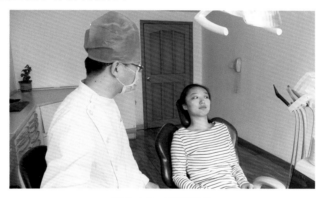

图 3-1-5 调节椅位

3.检查麻药及注射器(图 3-1-6) 注射前需要检查注射器针头质量,检查麻醉药是否混有杂质或变色,排空注射气筒内空气。

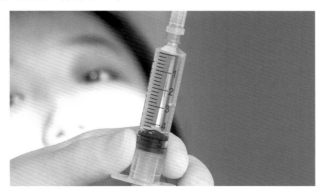

图 3-1-6 检查麻药及注射器

4．黏膜消毒（图 3-1-7）　在注射进针处，先用干棉球擦拭后，再用 0.5% 碘伏消毒 3 次。

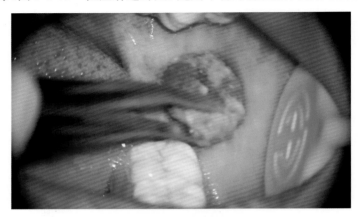

图 3-1-7　黏膜消毒

5．进针点（图 3-1-8，图 3-1-9）　在颊部有一由脂肪组织突起形成的三角形颊脂垫，其尖端可作为注射进针点。

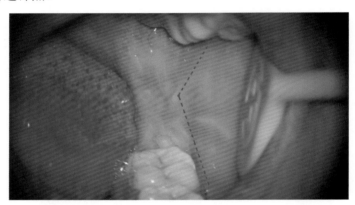

图 3-1-8　进针点

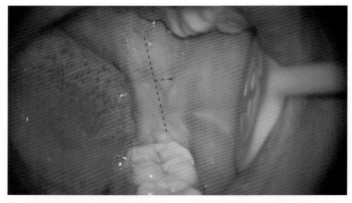

图 3-1-9　如果颊脂垫尖不明显，可在大张口时，以翼下颌皱襞中点偏外侧 3～4mm 作为进针点

6．进针方向（图 3-1-10～图 3-1-13）　将注射器放在对侧口角，即第一、第二双尖牙之间，与中线成 45° 角。

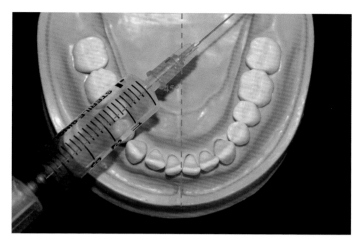

图 3-1-10 进针方向

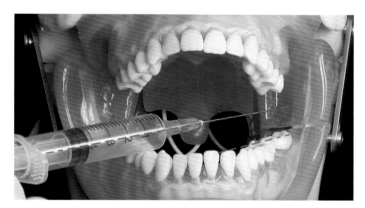

图 3-1-11 注射针应高于下颌𬌗平面 1cm 并与之平行

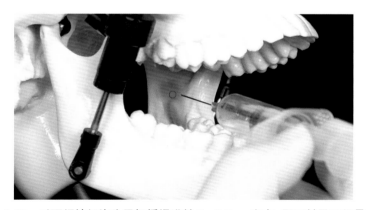

图 3-1-12 以下颌神经沟为目标缓慢进针 2 ~ 2.5cm 左右，即可触及下颌骨骨面

7. 回抽（图 3-1-13，图 3-1-14） 按进针点和进针方向缓慢进针约 2.5cm 可触及下颌骨骨面。回抽，观察注射针筒内有无血液回流，如有血液回流可将注射针退至黏膜下，更改注射针进入方向，加大与中线的角度刺入，直达骨面后再次回抽，如无血液回流缓慢注射麻药 1.5 ~

2ml，即可麻醉下牙槽神经。若需要同期麻醉舌神经及颊神经，则将注射针后退1cm，注射麻药0.5～1ml可麻醉同侧舌神经，将注射针退至黏膜下注射麻药0.5ml可麻醉同侧颊神经。

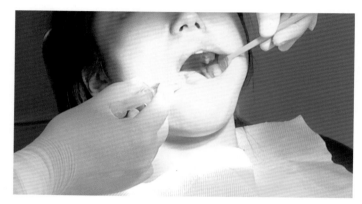

图 3-1-13　进针约 2.5cm 可触及下颌骨骨面

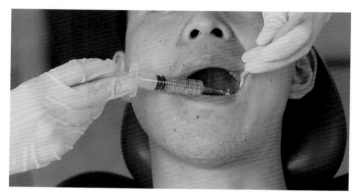

图 3-1-14　回抽

8. 麻醉效果检查（图 3-1-15）　5分钟后患者出现同侧下唇口角麻木，肿胀，探刺无痛，说明麻醉有效，可进一步操作，如超过15分钟仍不出现麻醉征，可能是由于注射部分不准确，应重新注射。

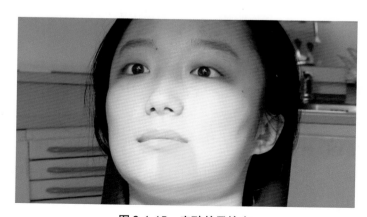

图 3-1-15　麻醉效果检查

【注意事项】

1. 注射前要与患者充分沟通,保证头部稳定,进针过程中保持针的走行方向,防止断针。

2. 为了防止注射失败,应注意观察下颌形态可能影响下颌孔位置的因素:

(1) 下颌升支的宽度愈大,下颌孔到升支前缘的距离愈大,进针深度应增加。

(2) 下颌骨弓愈宽,注射针尖应尽量往对侧的磨牙区后靠,即加大与中线所成的夹角角度,以使针头避开下颌骨内斜嵴的阻挡,容易准确到达下颌孔。

(3) 下颌角的角度愈大,下颌孔的位置相应变高,注射时进针应适当加以调整。

3. 注射前要坚持回抽无血,缓慢注射麻药,如短时间大量麻药进入血循环会出现局麻药中毒,患者表现为烦躁不安,多话等兴奋型临床特征,或血压下降,神志不清等抑制性临床特征,一旦发生应立即停止麻药注射,中毒较轻者,取平卧位,松解衣领,保持呼吸通畅,较重者则应采取给氧,补液,抗惊厥,应用激素以及升压药等抢救措施。

4. 对于老人,儿童,体质虚弱,以及患有心脏病,肾病,糖尿病等患者要酌情减量。

【练习题】

1. 下牙槽神经阻滞麻醉口内法的进针点应在

　　A. 下颌磨牙咬合平面上 1cm　　　　B. 颊脂垫尖

　　C. 翼下颌韧带中央稍内侧　　　　　D. 磨牙后垫上方 1cm 处

　　E. 翼颌皱襞中点

2. 舌神经阻滞麻醉是使

　　A. 舌尖麻醉　　　　　　　　　　　B. 舌前 1/3 麻醉

　　C. 同侧舌前 2/3 麻醉　　　　　　　D. 整个舌麻醉

　　E. 舌根麻醉

3. 下列选项中属于局麻药物中加入肾上腺素的目的的是

　　A. 加快药物的作用　　　　　　　　B. 有解毒的作用

　　C. 延长麻醉效果　　　　　　　　　D. 防止休克

　　E. 预防感染

4. 下牙槽神经阻滞麻醉后病人发生了暂时性牙关紧闭是因为

　　A. 麻醉了颊神经　　　　　　　　　B. 麻醉了舌神经

　　C. 麻醉了下颌舌骨肌神经　　　　　D. 麻药注入翼内肌或咬肌

　　E. 麻药注入腮腺

5. 下牙槽神经阻滞麻醉时针尖深入组织超过 3cm 未及骨面,应该

　　A. 拔出针,重新注射

　　B. 退出 1cm,加大与中线的角度刺入

　　C. 退出 1cm,减小与中线的角度刺入

　　D. 退至黏膜下,减小与中线的角度刺入

　　E. 退至黏膜下,加大与中线的角度刺入

第二节　上牙槽后神经阻滞麻醉术

【目的和要求】

1. 掌握上牙槽后神经阻滞麻醉的基本步骤。
2. 掌握下牙槽神经的走行及支配范围。

【实验内容】

在仿真头模上行下牙槽神经阻滞麻醉操作。

【理论知识回顾】

上牙槽后神经（posterior superior alveolar nerve）（图 3-2-1）　上牙槽后神经是上颌神经在翼腭窝内发出的分支，经翼上颌裂进入颞下窝。有一支沿上颌骨体后面下降，分出上牙龈支分布于上颌磨牙颊侧的黏膜及牙龈。另有分支与上牙槽后动脉伴行进入牙槽孔，经上颌窦后壁之牙槽管前行，与上牙槽中神经及前神经交织成上牙槽神经丛。

上牙槽后神经支配范围为上颌第二、第三磨牙的牙髓及上颌第一磨牙的腭及远中颊根髓、牙周膜、牙槽骨、颊根牙龈。

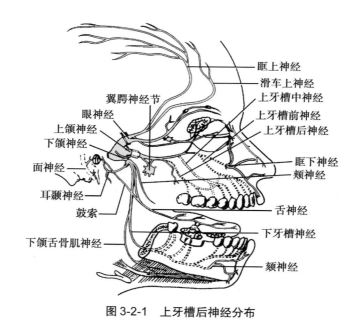

图 3-2-1　上牙槽后神经分布

【实验用品】

一般器械：口腔检查器械（口镜、镊子）、手套、0.5% 碘伏棉球、无菌棉球、5ml 注射器等（图 3-2-2）。

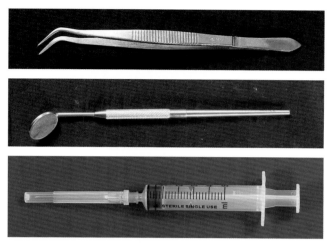

图 3-2-2 基本器械

【操作步骤】

1. 询问病史（图 3-2-3） 查看病历及核对患者姓名、年龄和需要拔除的牙位。询问有无麻醉及拔牙禁忌，有无过敏史，是否空腹等。

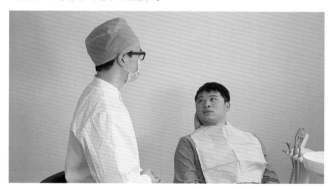

图 3-2-3 询问病史

2. 调节椅位（图 3-2-4） 调节椅位，使患者半张口时，上颌牙合平面与地面成 45°，患者头部应在医生肘关节水平，医生位于患者右前方。

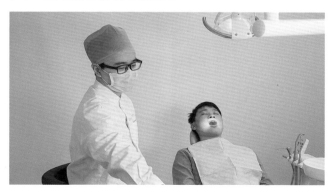

图 3-2-4 调节椅位

3. 检查麻药及注射器（图 3-2-5）　注射前需要检查注射器针头质量，检查麻醉药是否混有杂质或变色，排空注射器内空气。

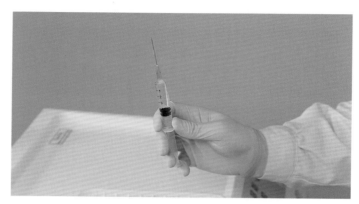

图 3-2-5　检查麻药及注射器

4. 黏膜消毒（图 3-2-6）　在注射进针处，用干棉球擦拭后，0.5% 碘伏棉球消毒。

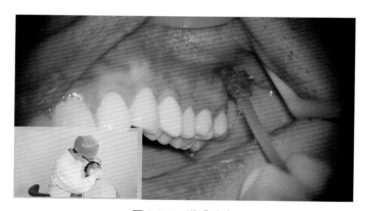

图 3-2-6　黏膜消毒

5. 确定进针点（图 3-2-7）　一般以上颌第二磨牙远中颊侧口腔前庭沟作为进针点。

上颌第二磨牙尚未萌出的儿童，则以第一磨牙的远中颊侧前庭沟作为进针点；在上颌磨牙已缺失的患者，则以颧牙槽嵴部的前庭沟作为进针点。

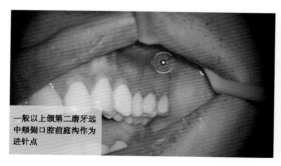
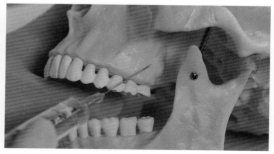

图 3-2-7　确定进针点

6. 进针（图 3-2-8）　进针时以执笔式握持针筒，同时注意针尖不要接触到口内黏膜及口角，防止感染。沿上颌结节表面同上、后、内滑行进针。

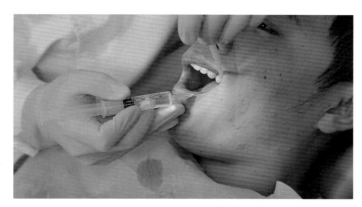

图 3-2-8　进针

7. 回抽（图 3-2-9）　回抽，观察注射针筒内有无血液回流，如无血液回流即可注射麻药。

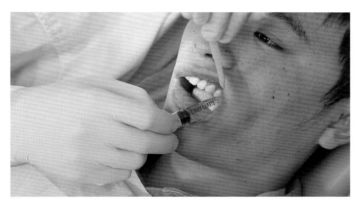

图 3-2-9　回抽

8. 注射麻药（图 3-2-10）　注射麻药 1.5～2ml，即可麻醉上牙槽后神经。

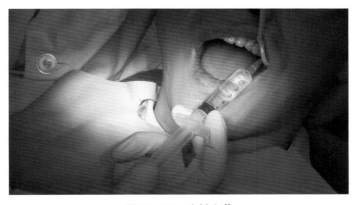

图 3-2-10　注射麻药

9. 麻醉效果检查(图 3-2-11)　除第一磨牙近中颊根外的同侧磨牙、牙槽突及其相应的颊侧软组织。注意第一磨牙的近中颊根为上牙槽中神经支配,因此在拔除上颌第一磨牙时,尚需在第一磨牙近中颊根相应部位的口腔前庭补充浸润麻醉。一般 5～10 分钟后显示麻醉效果,此时用探针刺龈组织应无痛觉。

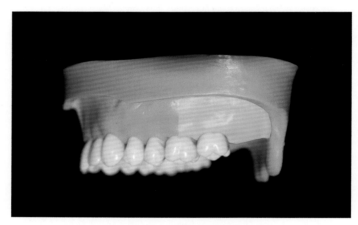

图 3-2-11　麻醉效果检查

【注意事项】

1. 进针过程中保持针的走行方向,同时防止弯针。

2. 术前与患者充分沟通交流,告知在麻醉过程中可能出现的不适感。

3. 注意针尖刺入不宜过深,以免刺破上颌结节后方的翼丛,引起血肿。

4. 上颌第二磨牙尚未萌出的儿童,则以第一磨牙的远中颊侧前庭沟作为进针点;在上颌磨牙已缺失的患者,则以颧牙槽嵴部的前庭沟作为进针点。

【练习题】

1. 牙列完整的病人经口内注射行上牙槽后神经阻滞进针点是

　A. 上颌第一磨牙近中颊侧根部前庭沟

　B. 上颌第一磨牙远中颊侧根部前庭沟

　C. 上颌第二磨牙近中颊侧根部前庭沟

　D. 上颌第二磨牙远中颊侧根部前庭沟

　E. 上颌第二双尖牙颊侧根部前庭沟

2. 上牙槽后神经阻滞口内注射法病人最佳体位是

　A. 病人取坐位,头直立,大张口,上颌牙𬌗面与地平面平行

　B. 病人取坐位,头微仰,半张口,上颌牙𬌗面与地平面成 45°

　C. 病人取坐位,头后仰,大张口,上颌牙𬌗面与地平面成 75°

　D. 病人取坐位,头后仰,大张口,上颌牙𬌗面与地平面成 45°

E. 病人取坐位,头直立,半张口,上颌牙𬌗面与地平面成 45°

3. 上牙槽后神经口内注射法进针深度约为

  A. 0.5cm   B. 1cm

  C. 2cm   D. 3cm

  E. 4cm

4. 拔除上颌第一磨牙,其颊侧需阻滞

  A. 上牙槽中神经   B. 上牙槽后神经

  C. 上牙槽前神经   D. 腭前神经

  E. 鼻腭神经

5. 行上牙槽后神经阻滞麻醉,突然颊部肿胀,其原因是

  A. 药物注入翼内肌   B. 药液注入嚼肌

  C. 血肿   D. 咀嚼肌痉挛

  E. 翼颌间隙感染

ER-3-3-1

第三节　下颌前磨牙拔除术

【目的和要求】

1. 掌握牙拔除术的步骤。

2. 掌握拔牙器械的使用规范。

【实验内容】

仿真头模上行右下颌第一前磨牙拔除术。

【理论知识回顾】

1. 适应证

有以下情况者,可考虑行牙拔除术:

(1) 牙体病损:牙体缺损严重,用现有修复手段无法恢复和利用。

(2) 根尖周病:不能用根管治疗、根尖切除等方法治愈。

(3) 牙周病:晚期,无法取得牙的稳固和固位。

(4) 牙外伤:根中 1/3 折断的牙齿。

(5) 错位牙。

(6) 额外牙。

(7) 埋伏牙、阻生牙。

(8) 滞留乳牙 影响恒牙萌出者。

(9) 治疗需要:因正畸、修复、肿瘤累及而需要拔除的牙。

(10) 病灶牙:引起颌骨骨髓炎、牙源性上颌窦炎等局部病变的。

(11) 骨折累及的牙:视具体情况应尽量保留。

2. 禁忌证

有以下情况者，禁止拔牙：

（1）心脏病（距最近一次心肌梗死治疗好转不足 6 个月，不稳定或近期出现心绞痛、充血性心脏病，心功能Ⅲ～Ⅳ级，心肌炎痊愈不足 3 个月，完全性房室传导阻滞）。

（2）高血压（血压高于 160/90mmHg）。

（3）血液系统疾病，贫血（血红蛋白低于 80g/L）；急性白血病；出血性疾病。

（4）糖尿病（空腹血糖大于 8.88mmol/L）。

（5）甲状腺功能亢进（静息脉搏大于 100 次 / 分，基础代谢率 +20% 以上）。

（6）肝炎急性期。

（7）妊娠期前 3 个月和后 3 个月。

（8）月经期。

（9）恶性肿瘤（放射治疗 3～5 年内）。

3. 各类牙齿拔除术的基本方法

（1）上颌中切牙：牙根为单根，近似圆锥形，牙根较直，根端圆钝，根的横切面近于圆形，唇侧的牙槽骨壁较薄。

拔除步骤：先向远中及近中扭转，再向唇、腭侧摇动，沿牙根原有的纵轴方向牵引脱位。

（2）上颌侧切牙：解剖形态与中切牙相似，但牙根的近远中面稍扁平，根稍细，根尖微弯向远中，唇侧骨板较厚。拔除方法基本与中切牙相同，但扭转的角度要较小，牵引的方向宜向下并稍向远中，以防根尖折断。

（3）上颌尖牙：牙根圆锥形，单根，近远中面略扁平，根粗而长，一般较直，也有根尖 1/3 弯向远中者。根的横切面为三角形。唇侧骨板薄。方法基本与中切牙同，但应加强唇腭侧，特别是向唇侧的摇动。

（4）上颌前磨牙：上颌第一前磨牙为扁根，单根多见，有时为双根；有的则在根尖部分为颊、腭两根。近远中径较短，近远中面都有较明显的发育沟，至切面呈哑铃形。根周骨质较厚，颊侧骨板较薄，拔除时先向颊侧后向腭侧摇动，逐渐加大向颊侧的摇动力量，并与牵引力结合，将其拔除。不能用扭转力量。

上颌第二前磨牙多为单根，扁平，可稍弯向远中。拔除方法与第一前磨牙同。

（5）上颌第一、二磨牙：上颌第一磨牙为三根，根分叉大，牙槽骨板都较厚。

上颌第二磨牙亦为三根，但牙根较细，分叉小，颊侧骨板较薄。

拔除时，一般应先用牙挺挺松后，向颊、腭侧反复摇松，再向阻力小的方向，一般为向下、向颊侧方向牵引即可拔除。

（6）上颌第三磨牙：牙冠较第一、第二磨牙小，牙根变异较大，多数是三根融合，略呈圆锥形，并向远中弯曲，此牙周围骨质较疏松，且较薄。应向颊、腭侧摇松后，再向下向颊侧并向远中牵引，即可拔除，也可用牙挺向下后方挺出。

（7）下颌切牙：牙冠窄小，牙根扁平，近远中径小，多为直根。牙槽骨壁唇侧较薄。

拔牙时向唇舌向摇动,以向唇侧为主,松动后向上前方牵引,不能扭转。

(8)下颌尖牙:单根,粗而长,根端有时稍向远中弯曲,牙根横切面似三角形,尖向舌侧,唇侧牙槽壁较薄。用力方向为唇舌向摇动,主要向唇侧。可稍加扭转力。

(9)下颌前磨牙:下颌第一、第二前磨牙解剖形态相似,均为锥形单根牙,牙根细长。有时略向远中弯曲。根的颊舌径较大,牙根横切面为扁圆形。牙槽骨壁均较厚,骨质弹性较上颌小。钳拔时主要为颊舌向摇动,可稍扭转,最后向上、向颊侧、向远中拔除。

(10)下颌第一磨牙:多为彼此平行的近、远中两根。颊舌径都较大,切面呈扁圆形,略弯向远中。有的为三根,即远中根分为远中颊根及远中舌根两根。拔除时,对牢固的牙先用牙挺挺松,然后用颊舌向的摇动力量,最后向上、向颊侧拔出。

(11)下颌第二磨牙:多为双根,但根较小,分叉也较小。有时两根融合。拔牙的方法与第一磨牙同。

(12)下颌第三磨牙:此牙变异较大,拔除的难易程度不一。正常萌出者拔除较易,方法同第一、第二磨牙。

(13)乳牙拔除:与同名恒牙的拔除相同。因其牙根常已发生不同程度的吸收而更易拔除,但应注意不要遗漏残片,拔牙创禁忌搔刮以免损伤恒牙胚。

【实验用品】

仿真头模系统、口腔检查器械(口镜、探针、镊子)、手套、0.5% 碘伏棉球、无菌棉球、注射器(包括阿替卡因肾上腺素注射液)、牙龈分离器、牙挺、拔牙钳、刮匙等(图 3-3-1)。

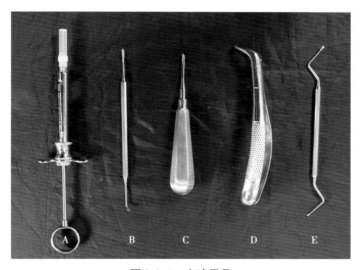

图 3-3-1 实验用品

A. 注射器(包括阿替卡因肾上腺素注射液) B. 牙龈分离器 C. 牙挺 D. 拔牙钳 E. 刮匙

【操作步骤】

1. 询问病史(图 3-3-2) 查看病历及核对患者姓名、年龄和需要拔除的牙位;询问有无麻醉及拔牙禁忌证,有无过敏史等。

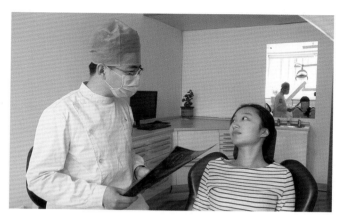

图 3-3-2　询问病史

2.调节椅位（图 3-3-3）　拔下颌牙时，调整椅位，使下颌𬌗平面与地面平行，高度应在医生肘关节以下，医生位于患者右前方或右后方，医生可坐位或站位操作；拔除上颌牙时，调整椅位，使上颌𬌗平面与地面成 45°，高度应在医生肘关节以上，医生位于患者右前方，医生可坐位或站位操作。

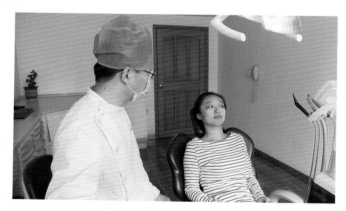

图 3-3-3　调节椅位

3.局部麻醉（图 3-3-4）　麻醉前要再次核实牙位，拔除 44 时可采用盐酸阿替卡因局部浸润麻醉，分别于 44 颊舌侧前庭沟，约根尖平面黏膜下注射麻药约 0.5ml，5 分钟后可行牙拔除术。

4.检查麻醉效果（图 3-3-5）为了减小患者疼痛，操作前要检查麻醉效果是否充分，保证术中无痛。

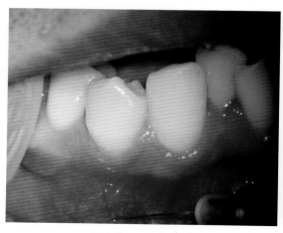

图 3-3-4　局部麻醉

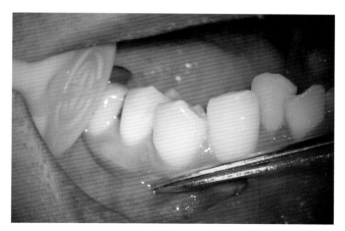

图 3-3-5　检查麻醉效果

5. 分离牙龈（图 3-3-6，图 3-3-7）　自牙的近中或远中，紧贴牙面插入龈沟，直达牙槽突顶，器械要与骨接触，沿龈沟分离至牙的另一侧，先分离唇颊侧，再分离舌腭侧，最后分离邻面，牙龈分离器的直头端可用于唇颊侧和舌腭侧牙龈的分离，弯头端用于邻面牙龈的分离。

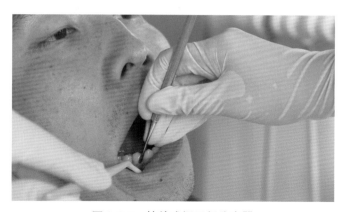

图 3-3-6　持笔式握牙龈分离器

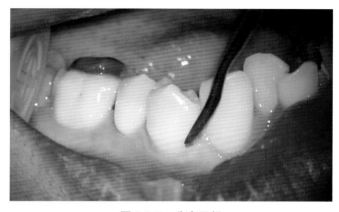

图 3-3-7　分离牙龈

6. 挺松患牙（图 3-3-8） 对于牢固的牙或死髓牙，或牙冠有大充填体，或冠部破坏较大的牙，可以将牙挺松至一定程度后再改用牙钳。牙挺使用时应与牙体长轴向平行插入，插入点应在所拔除牙的近中或远中，其支点在牙槽中隔，牙挺旋转，同时结合撬动，切忌以邻牙作为支点。术者另一只手同时扶触患牙和邻牙，既可以感知患牙的松动进展，也可以发现邻牙是否受到影响，同时可以限制牙挺的活动范围。

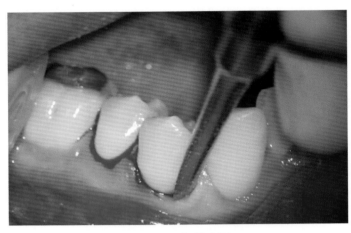

图 3-3-8 挺松患牙

7. 安放牙钳（图 3-3-9，图 3-3-10） 安放牙钳前再一次核对牙位。安放牙钳时，钳喙长轴与牙体长轴平行，钳喙充分向根方伸展进入龈沟。

8. 拔除患牙（图 3-3-11，图 3-3-12）。

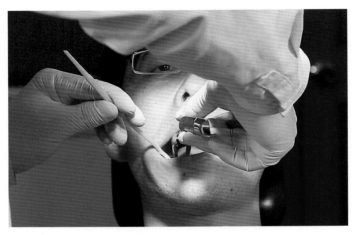

图 3-3-9 安放牙钳

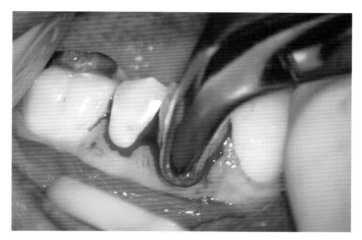

图 3-3-10　夹紧患牙，注意避免夹持牙龈组织，同时检查钳喙边缘颊舌向摇动时是否会触碰邻牙

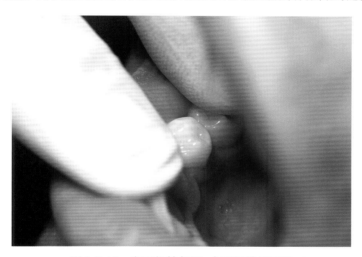

图 3-3-11　左手保护邻牙，右手握持拔牙钳

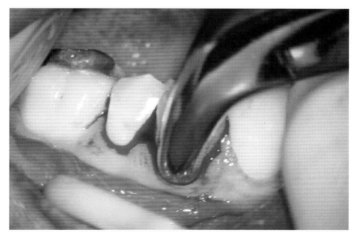

图 3-3-12　先向颊侧轻微摇动，再向舌侧摇动，逐渐扩大牙槽窝以后
辅助牵引力将牙齿脱位，牙齿脱位时切忌使用暴力，注意保护对颌牙

9.拔牙窝处理（图 3-3-13）　拔除患牙后，检查牙根的完整性，使用刮匙探查取出拔牙窝内残片、牙石、肉芽组织等，棉卷压迫止血，如果术中有牙龈撕裂需要进行缝合，如有牙槽突骨折要及时进行牙槽突复位，如有锐利骨尖应同时去除。

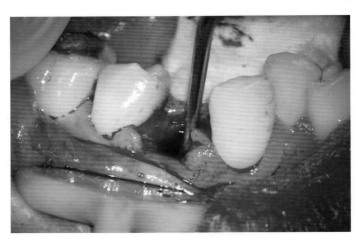

图 3-3-13　拔牙窝处理

10.术后医嘱　术后要告知患者拔牙后的注意事项，交代压迫止血时间为 20～30 分钟，术后 2 小时待麻醉效果消除后，方可进食。术后 24 小时不能剧烈漱口，进食温凉，减少对拔牙创的刺激，术后 48h 内唾液中少量血丝为正常，如有大量出血及时就诊等。

【注意事项】

1.拔牙前需要反复核对牙位。

2.分离牙龈时避免撕裂牙龈。

3.放置牙挺时应放置于近颊或远颊转折处，避免将邻牙作为支点。

4.放置牙钳时避免夹持到牙龈，钳喙尽量向根方放置，钳喙颊舌向移动时避免碰触邻牙，拔牙时应握紧牙钳避免牙钳松脱。

5.颊舌向摇动患牙时应保护邻牙，牙齿脱位时应保护对颌牙。

6.拔牙窝搔刮时应将肉芽组织，牙囊等彻底刮除，避免向根尖方向加力。

【练习题】

1.拔牙术前需做好充分的准备工作，其中包括

　　A.患者的思想准备，良好的医患沟通

　　B.手术区消毒准备

　　C.患者体位的调整

　　D.器械的准备

　　E.以上都是

2.关于拔牙前患者体位调整的描述，错误的是

A. 拔除上颌智齿时患者头尽量后仰,大张口便于操作

B. 在拔上颌牙过程中应使患者上颌牙平面与地面平行

C. 拔除下颌牙时患者张口时下颌牙平面应与地面平行

D. 拔除下颌牙时,患者下颌应与术前肘关节在同一高度或稍低

E. 拔除上颌牙时患者头稍后仰,上颌牙平面与地面呈 45°

3. 关于分离牙龈正确的说法是

A. 乳牙拔除时可不必分离牙龈

B. 可减少拔牙时软组织阻力

C. 应分离至釉牙骨质界

D. 正畸减数时可不用分离牙龈

E. 分离牙龈的目的是避免损伤牙龈

4. 关于牙挺使用中应遵循的原则,错误的是

A. 龈缘水平处的颊侧骨板不应作为支点

B. 使用中注意力量的控制,不可使用过大力量

C. 使用中必须以手指保护防止牙挺滑脱

D. 拔除上颌智齿阻力较小,可将健康的邻牙作为支点

E. 龈缘水平处的舌侧骨板不应作为支点

5. 安放牙钳时的错误描述是

A. 选择合适的牙钳

B. 钳喙与牙体长轴垂直

C. 直达牙颈部

D. 尽可能向根方推进

E. 避免夹住牙龈

ER-3-4-1

第四节　口内缝合术

【目的和要求】

1. 掌握口内间断缝合的方法。

2. 掌握口内缝合的操作步骤及要点。

3. 熟悉缝合过程中使用的各类器械。

【实验内容】

模拟口内缝合操作环境,进行间断缝合。

【理论知识回顾】

1. 缝合(Suture)

(1) 定义:使手术后或其他原因造成的局部组织重新对位,促进创口的一期愈合。通常

情况下,创口的愈合效果常常取决于缝合的方法和操作技术。口内缝合的特点为术区狭小,视野清晰度较差,故口内缝合操作缝合技术要求较高,并有一定的特殊性。

（2）原则:在彻底止血的基础上,自深而浅逐层进行严密而正确的对位缝合,以期达到一期愈合的目的。

（3）基本要求:

①切口两侧组织对位准确,必要时需采用分层缝合。

②两侧组织等量对称,消除无效腔。

③缝合处无明显张力或较小的张力。

④缝合过程中先游离侧,后固定侧。

⑤缝合后要防止创缘内卷或过度外翻,以免造成感染和术后瘢痕明显。切口两侧的进出针间距大于皮下间距,易造成皮肤创缘内卷;相反,进出针间距小于皮下间距则出现过度外翻。

⑥有恰当的针距和边距。一般缝合边距 2～3mm、针距 3～5mm,颈部手术缝合边距 3mm、针距 5mm,而舌组织缝合边距和针距均应在 5mm 以上。

⑦打结的松紧合适。缝合过紧不但压迫创缘,影响血供,导致边缘坏死和术后遗留缝线压迹,而且可造成组织撕裂;缝合过松则会造成创缘接触不良,出现裂隙,以致发生感染,还可以造成局部组织术后瘢痕增粗。

⑧缝线粗细合适,口内缝合多采用 1-0、3-0 和 1 号线。

2. 打结(knot)(图 3-4-1)

打结主要用于结扎血管和缝合。根据结的形态,临床上可分为单结、方结、三重结或多重结、外科结、假结和滑结。口腔颌面外科手术中的打结与其他外科操作中打结一样,要求打方结、外科结,防止打滑结,以保证质量,避免返工重打和术后脱结。

打结方法有单手打结、双手打结和持针器打结三种。口腔颌面外科手术以单手打结和持针器打结最为重要。口内缝合多用持针器打结方法。

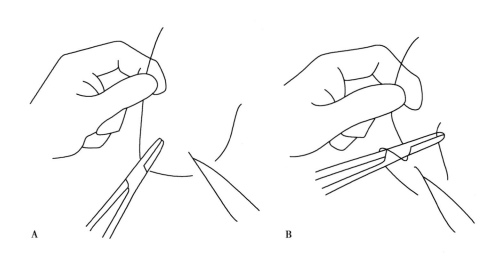

A   B

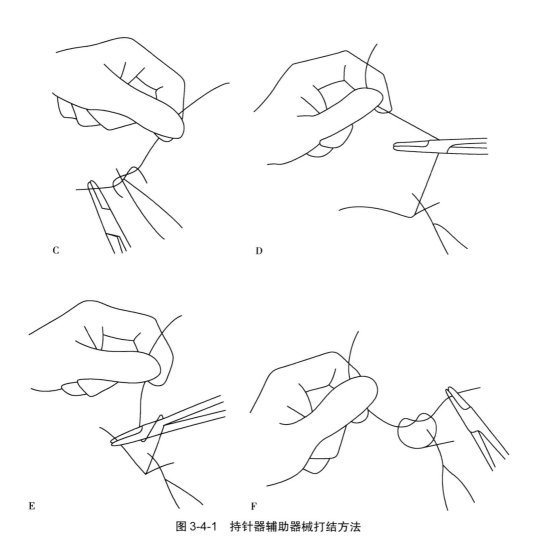

图 3-4-1　持针器辅助器械打结方法

3. 剪线

打结完毕后，术者应两手将线合拢，轻轻提起，然后由助手将线剪短。组织内结扎线头一般保留 1mm 左右；皮肤黏膜的缝合，为达到拆线方便，一般保留 5mm 以上。

为了提高剪线的准确性，可将剪刀微张，以剪刀之一侧紧贴结扎线向下滑动至结扣处，然后向外上方稍加翻转剪断。

【实验用品】

缝针、3-0 缝线、持针器、线剪、血管钳或组织镊、无菌手套（图 3-4-2）。

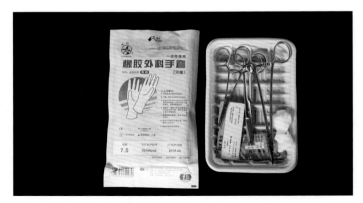

图 3-4-2　缝针、3-0 缝线、持针器、线剪、血管钳或组织镊、无菌手套

【操作步骤】

1. 佩戴无菌手套（图 3-4-3）。

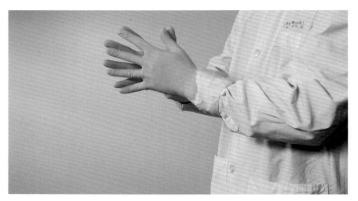

图 3-4-3　佩戴无菌手套

根据无菌手套佩戴要求，佩戴好无菌手套

2. 术区消毒（图 3-4-4）　先用干棉球将创口擦干后，用血管钳或镊子夹持 0.5% 碘伏棉球，以创口中心向周围环绕涂布消毒。

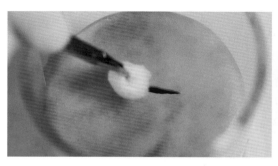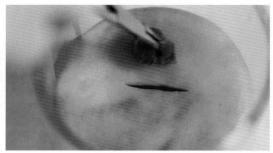

图 3-4-4　术区消毒

3. 缝合基本姿势（图 3-4-5）　术者在患者前方，采取站位，右手握持针器，左手持血管钳或组织镊配合。

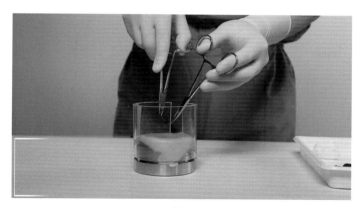

图 3-4-5　缝合基本姿势

4. 缝合操作过程（图 3-4-6）

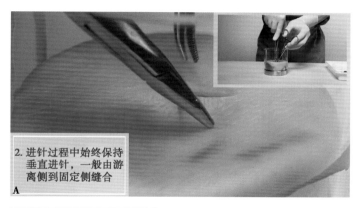

2. 进针过程中始终保持垂直进针，一般由游离侧到固定侧缝合
A

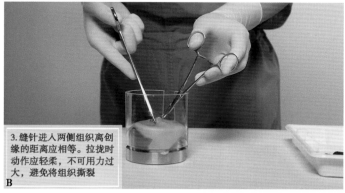

3. 缝针进入两侧组织离创缘的距离应相等。拉拢时动作应轻柔，不可用力过大，避免将组织撕裂
B

图 3-4-6　缝合过程

5. 器械辅助打结（图 3-4-7）　采用器械辅助打结法，完成三重结。打结收紧结扣时，要尽量将两手用力点与结扎点成一线，否则容易造成结扎松脱。注意因在口内缝合，可将两手或至少一手示指将线结推至深部缝合结扎处，以保证结扣的稳定性。

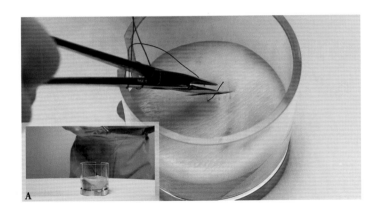

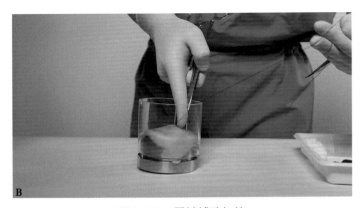

图 3-4-7　器械辅助打结

6. 剪线（图 3-4-8）　手术者结扎完毕后，将双线尾提起略偏向手术者的左侧，助手将剪刀微张开，顺线尾向下滑动至线结的上缘，剪刀倾斜 30°～60° 左右，然后将线剪断。因本视频中操作为单人操作，故可将左侧提拉缝线，右手执线剪予以剪线，但一定在视野清晰的基础上完成剪线。拉紧缝线并剪除，保留线头 5mm。

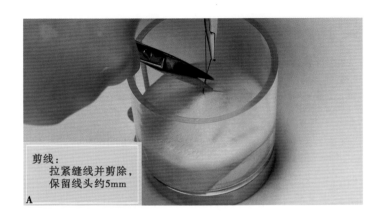

剪线：
拉紧缝线并剪除，
保留线头约5mm

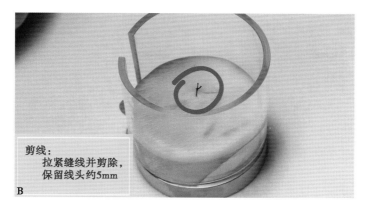

图 3-4-8　剪线

7. 追加缝合（图 3-4-9）　切口中央缝合后，两侧各追加缝合，针距约 5mm。缝合时针距和边距对称、均匀。

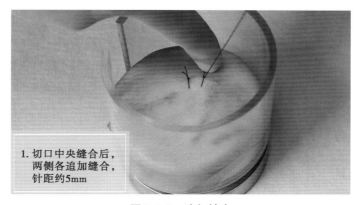

图 3-4-9　追加缝合

8. 缝合创口整理（图 3-4-10）　整理缝合创口，使缝合创口轻微外翻，以达到创口的一期愈合。

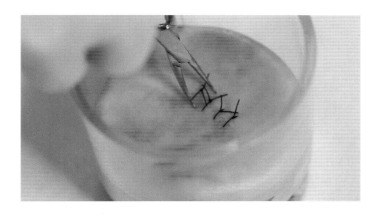

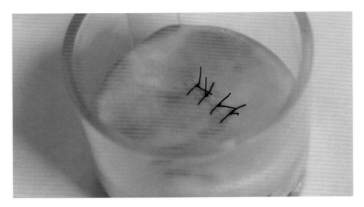

图 3-4-10　缝合创口整理

【注意事项】

1. 戴手套时，未戴手套的手不可触及手套外面，戴第一只手套时应特别注意。戴好手套后，应将翻边的手套口翻转过来压住袖口，不可将腕部裸露；翻转时，戴手套的手指不可触及皮肤。

2. 操作动作需轻柔、敏捷。

3. 有恰当的针距和边距。一般缝合边距 2～3mm、针距 3～5mm。

4. 术后 5～7 天后拆除口内缝线。

5. 缝合完毕后出现创口内卷，一般多是由于皮肤切口两侧进针间距大于皮下间距。正确缝合时应切口两侧进针间距应等于或略小于皮下间距。

6. 如两侧创缘高低不等（厚薄不均），应加以矫正，即薄（低）组织缝合稍多而深些，而厚（高）侧组织则稍少而浅些。

【练习题】

1. 关于缝合的基本要求，下列哪项是错误的

　　A. 应在无张力或最小张力下进行缝合

　　B. 两侧组织应该等量、对称，避免留有无效腔

　　C. 切口两侧缝合要求各层次分别缝合

　　D. 缝合顺序应是先固定侧，后游离侧

　　E. 进针时，针尖需与皮肤垂直

2. 颈部手术缝合的边距及针距常规要求

　　A. 边距 1mm，针距 3mm　　　　　　　B. 边距 3mm，针距 1mm

　　C. 边距 3mm，针距 5mm　　　　　　　D. 边距 5mm，针距 3mm

　　E. 边距 5mm，针距 10mm

3. 口内缝合过程中，一般考虑先进针的方位为

　　A. 游离侧　　　　　　　　　　　　　　B. 固定侧

　　C. 创缘较薄一侧　　　　　　　　　　　D. 创缘较厚一侧

E. 没有特殊要求

4. 舌体缝合时，边距和针距均应在

A. 边距 2mm 以内，针距 2mm 以内　　B. 边距 2mm 以内，针距 5mm 以内

C. 边距 5mm 以内，针距 3mm 以内　　D. 边距 3mm 以内，针距 5mm 以内

E. 边距大于 5mm，针距大于 5mm

5. 缝合过程中，若两侧创缘厚度不一致，下列处理方法

A. 薄组织缝合稍多而浅，而厚侧组织则稍少而深

B. 薄组织缝合稍多而深，而厚侧组织则稍少而浅

C. 薄组织缝合稍少而深，而厚侧组织则稍多而浅

D. 薄组织缝合稍少而浅，而厚侧组织则稍多而深

E. 两侧深度一致

第五节　牙槽脓肿切开引流术

【目的和要求】

1. 掌握脓肿口内切开引流术的操作步骤。

2. 掌握脓肿口内切开引流术中的器械使用方法。

【实验内容】

仿真头模上行右上颌牙槽脓肿切开引流术。

【理论知识回顾】

牙槽脓肿是指慢性根尖周炎急性发作、进展到骨膜下脓肿或黏膜下脓肿，多由牙源性浆液性炎症发展而来，炎症最初只限于根尖部根尖孔附近的牙周膜，随着炎症扩散，感染可由牙周膜向牙槽骨的骨髓腔扩散直至牙槽骨的骨外板，并通到骨密质上的营养孔而达到骨膜下，脓液可聚集在骨膜下，后穿透骨膜达黏膜下，这时称为牙槽脓肿（图 3-5-1）。

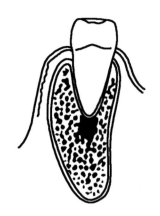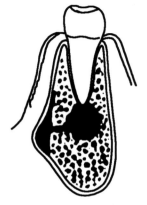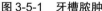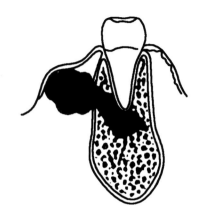

图 3-5-1　牙槽脓肿

　　牙槽脓肿切开引流术指使急性根尖周炎、骨膜下脓肿或黏膜下脓肿产生的脓液和腐败坏死物迅速排出体外，减轻局疼痛、肿胀及张力的牙科手术。此手术是为了达到消炎解毒及预防感染扩散的目的。

　　1. 切开引流的指征（图 3-5-2）　局部疼痛加重，并呈搏动性跳痛；炎性肿胀明显，表面黏膜紧张、发红；触诊有明显压痛点、波动感，呈凹陷性水肿，穿刺有脓液抽出者。

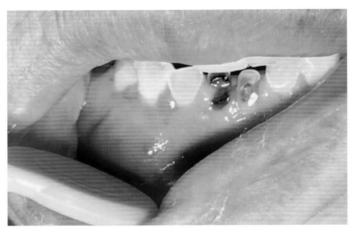

图 3-5-2　切开引流的指征

　　2. 切开引流的要求（图 3-5-3）

　　（1）既达到排脓的目的，又能建立引流：切开引流切口应尽量使其位于脓腔的低位，以便达到随体位自然引流的目的；此外，切口的大小应根据脓肿的范围、部位、感染的性质决定，以确保引流通畅为原则。

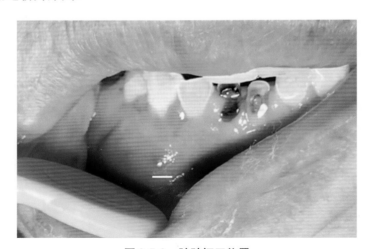

图 3-5-3　脓肿切口位置

　　（2）切口位置隐蔽：选择口腔前庭沟肿胀最明显处，切口应注意避免瘢痕挛缩导致功能障碍。

　　（3）一般切开至黏膜下或皮下即可，按脓肿位置使用血管钳直达脓腔后再钝分离扩大创口。

　　3. 引流的建立　根据脓肿的位置，深浅，脓腔的大小，选用不同的引流方法，口内脓肿可选用碘仿纱条或橡皮片,每日更换 1～2 次,更换辅料时用 1%～3% 过氧化氢,生理盐水交替冲洗。

【实验用品】

仿真头模系统、口腔检查器械(口镜、探诊、镊子),手套、消毒盘,酒精棉球,无菌棉球、0.5% 碘伏棉球、生理盐水,3% 过氧化氢溶液,血管钳,注射器(阿替卡因肾上腺素注射液),刀柄,11 号尖刀片,冲洗注射器、橡皮片(图 3-5-4)。

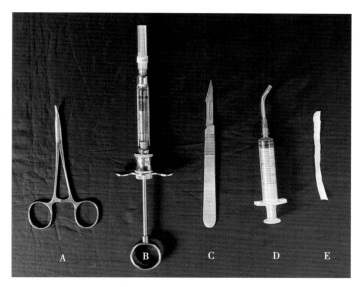

图 3-5-4　实验器械
A. 血管钳　B. 注射器(包括阿替卡因肾上腺素注射液)
C. 刀柄(包括 11 号尖刀片)　D. 冲洗注射器　E. 橡皮片

【操作步骤】

1. 询问病史(图 3-5-5)

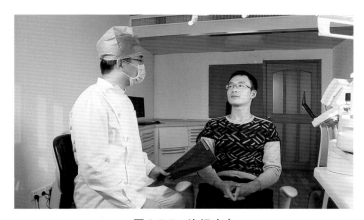

图 3-5-5　询问病史

（1）查看病历及核对患者姓名、年龄等一般情况，询问患者就诊主要原因，有无诱发因素，主要症状，演变过程，伴随症状，诊疗经过等。

（2）询问患者全身情况，有无过敏史。检查患者口外及口内情况，口外重点检查颌面部是否对称，有无肿胀，皮肤有无充血，皮温有无升高，颈部淋巴结有无肿大等；口内重点检查张口度，病灶牙情况，脓肿的部位，大小，有无波动感等。

（3）与患者交代脓肿切开引流的目的及注意事项。

2．调节椅位（图 3-5-6）

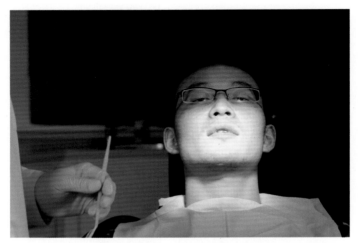

图 3-5-6 脓肿位于上颌牙时，上颌𬌗平面与地面呈 45°，高度位于肘关节以上，医生位于患者右前方；脓肿位于下颌牙时，下颌𬌗平面与地面平行，高度应在医生肘关节以下，医生位于患者右前方或右后方

3．消毒（图 3-5-7，图 3-5-8）

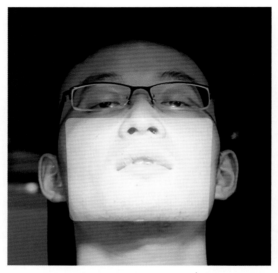

图 3-5-7 口外消毒：消毒范围，上至双侧眶下，两侧至耳屏前方，下至下颌骨骨下缘，酒精棉球消毒 3 次

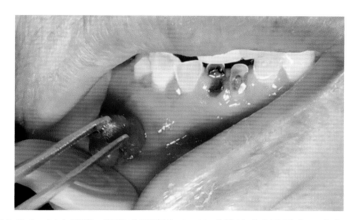

图 3-5-8　口内消毒：干棉球擦拭后，0.5% 碘伏棉球在脓肿表面消毒 3 次

4．麻醉（图 3-5-9）

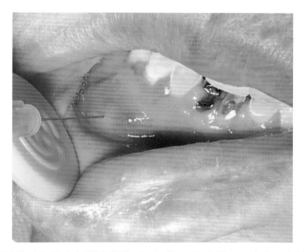

图 3-5-9　采用盐酸阿替卡因局部浸润麻醉，切口处进针，至黏膜下注射麻药 0.5ml，也可以观察局部黏膜发白即可，注意进针不要太深，以免进入脓腔

5．切开排脓（图 3-5-10，图 3-5-11）

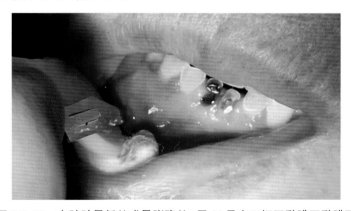

图 3-5-10　在脓肿最低处或最膨隆处，用 11 号尖刀切开黏膜至黏膜下

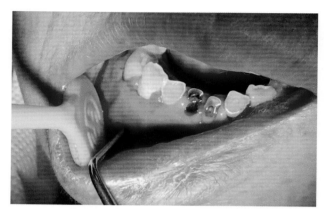

图 3-5-11　用血管钳或牙科刮匙伸入脓腔钝性分离扩大引流口以便引流

6. 冲洗（图 3-5-12）

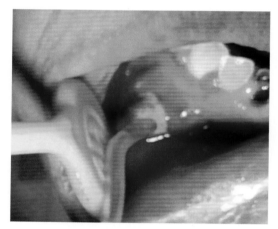

图 3-5-12　3% 过氧化氢与生理盐水交替冲洗脓腔，至冲洗液体清亮

7. 放置引流条（图 3-5-13）

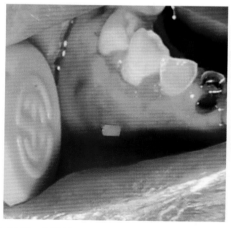

图 3-5-13　橡皮片置入脓腔，末端约 0.5cm 留在引流口外，置入引流条时切忌反复塞入，以免堵塞引流口致引流不畅，橡皮片需要每日更换，直至肿胀消退，无脓液渗出为止

8. 术后医嘱

术后要告知患者创口会有血性液体引出，嘱多漱口，保持口腔卫生，要留意引流皮片是否在位，避免皮片滑出。

【注意事项】

1. 如采用局部浸润麻醉，只需在切开处注入少许麻药，进针深度不应过深以免将麻药注入脓腔

2. 如脓肿位于骨膜下，钝性分离需扩大至牙槽骨表面

3. 过氧化氢与生理盐水交替冲洗时避免压力过大

4. 如脓腔较浅，引流皮片容易滑出可在切口处缝合一针固定皮片。

【练习题】

1. 关于放置引流的适应证的描述不正确的是

　　A. 可能发生感染的污染创口

　　B. 较浅小的无菌创口

　　C. 留有死腔的创口

　　D. 止血不全的创口

　　E. 脓肿切开的创口

2. 属于切开引流的绝对指征的是

　　A. 感染早期即应行切开引流术

　　B. 局部肿胀、疼痛

　　C. 牙源性感染 1 周以后

　　D. 脓肿已穿破，但局部仍有疼痛

　　E. 有凹陷性水肿，波动感或穿刺有脓

3. 口腔颌面部化脓性感染致病菌可为

　　A. 大肠杆菌　　　　　　　　　　B. 结核杆菌

　　C. 螺旋体　　　　　　　　　　　D. 放线菌

　　E. 产气荚膜杆菌

4. 口腔颌面部间隙感染的病原菌主要是

　　A. 金黄色葡萄球菌　　　　　　　B. 混合性细菌感染

　　C. 溶血性链球菌　　　　　　　　D. 厌氧菌感染

　　E. 特异菌感染

5. 不属于口腔颌面部感染常见致病菌的是

　　A. 金黄色葡萄球菌　　　　　　　B. 溶血性链球菌

　　C. 大肠杆菌　　　　　　　　　　D. 铜绿假单胞菌

　　E. 阿米巴原虫

ER-3-6-1

第六节　颌面部绷带包扎术

【目的和要求】

1．掌握交叉十字绷带的包扎方法。

2．掌握单眼绷带的包扎方法。

【实验内容】

交叉十字绷带以及单眼交叉绷带包扎

【理论知识回顾】

绷带（bandage）是手术后及换药过程中经常应用而不可缺少的一种包扎敷料，借以固定内层敷料，压迫无效腔以及保护创缘，并有制动颌骨的作用。

1．绷带的基本作用

（1）保护术区和创口，防止污染及继发感染。

（2）局部止血，减轻血肿。

（3）防止或减轻骨折再次移位。

（4）固定敷料，防止敷料脱落。

2．绷带包扎的基本原则

（1）包扎绷带应力求严密、稳定、美观、整洁。

（2）压力均匀，有一定的弹性。

（3）松紧适度。

（4）消灭无效腔，压迫止血。

（5）及时检查，定期加固或更换绷带。

3．口腔颌面部常用绷带类型及应用技术　口腔颌面部常用绷带类型包括：四头带、交叉十字绷带、单眼交叉绷带、头部绷带、颈部绷带及颈腋"8"字绷带。

（1）交叉十字绷带（cross-cross bandage）：也称为环绕法，主要用于颌面和上颈部术后，损伤的创口包扎，包括双侧腮腺区、耳后区、颌下区及颏下区。

（2）单眼交叉绷带（bandage over one eye），也称为面部绷带，应用于半侧头部、眼部、耳部、上颌骨、面颊部手术后的创口和损伤包扎。

4．基本包扎技术　绷带包扎的基本技术包括以下三种方法：

（1）环形包扎：将绷带单纯作环形围绕，每圈绷带都相互重叠。

（2）螺旋形包扎：先做一圈环形包扎，然后将绷带向进行方向继续环绕，每一圈绷带的方向与前一圈平行，而且都盖住前一圈绷带的1/2或1/3宽度。

（3）反折包扎：作环形或螺旋包扎时，每圈进行反折，使绷带能够严密的与皮肤贴合，即为反折包扎。

【实验用品】

宽 8cm 医用绷带、纱布、棉垫、胶带（图 3-6-1）。

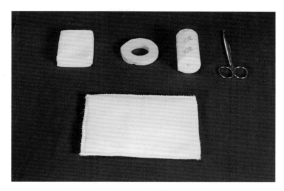

图 3-6-1　宽 8cm 医用绷带、纱布、棉垫、胶带

【操作步骤】

1. 交叉十字绷带包扎步骤（以右侧腮腺区交叉十字绷带包扎为例）

（1）术前沟通（图 3-6-2）

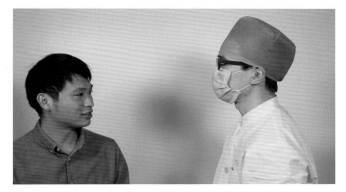

图 3-6-2　交叉十字绷带包扎在操作过程中，操作者一般位于患者右侧，也可位于患者的后方。告知患者包扎的目的，以及包扎后的不适症状

（2）术区准备（图 3-6-3～图 3-6-4）

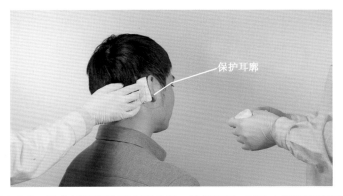

保护耳廓

图 3-6-3　于右侧耳廓前后分别放置一块纱布卷，以防止绷带压迫耳廓

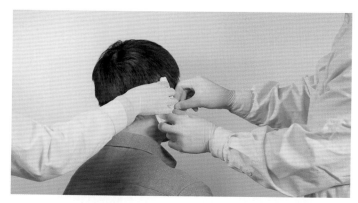

图 3-6-4　于右侧腮腺区放置 2～3 块纱布，以达到压迫腮腺区

（3）包扎过程（图 3-6-5～图 3-6-9）

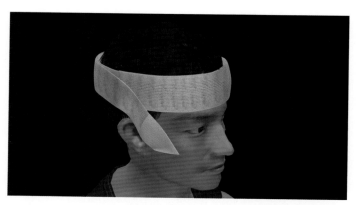

图 3-6-5　绷带先由患侧耳前行向前额、眉弓上方向后至枕部的枕骨隆突下方环绕 2 周后，在健侧耳廓上方反折经健侧耳后向下

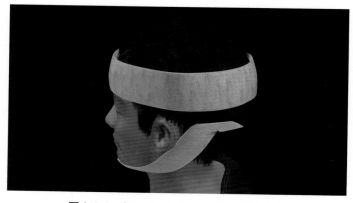

图 3-6-6　经下颌下、颏部至患侧耳后向上

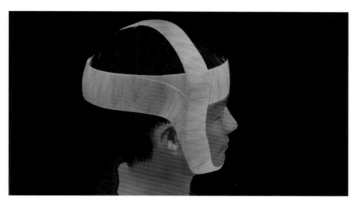

图 3-6-7 经顶部向下至健侧侧耳前

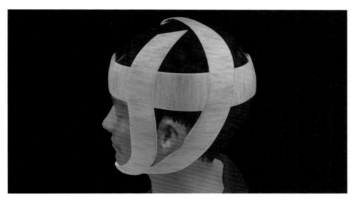

图 3-6-8 绕下颌下、颏下达健侧耳前

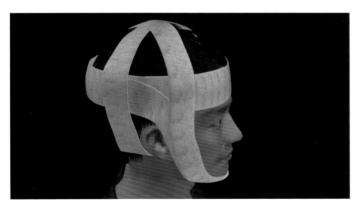

图 3-6-9 经顶部绕行后,达患侧耳后。如此反复缠绕。最后在前额、眉弓上方向后至枕部的枕骨隆突下方环绕 2 周后,予以胶布固定

（4）包扎效果（图 3-6-10）

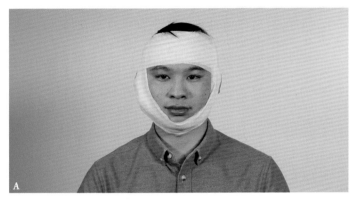

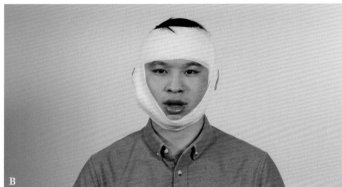

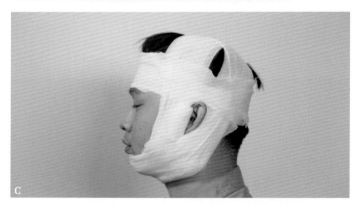

图 3-6-10　包扎结束后，可以看到包扎区域均匀受力，绷带无松脱，患者无明显不适感，同时绷带松紧合适，无压迫感。患者张口度约 1 横指，同时注意对喉部的保护

2. 单眼交叉绷带包扎步骤

操作位置、术前沟通与单眼交叉绷带包扎方法一样，不再赘述。

（1）术区准备（图 3-6-11～图 3-6-13）

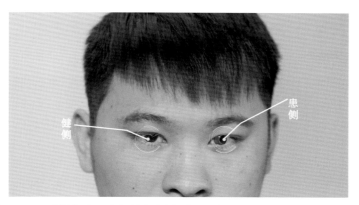

图 3-6-11　本视频中,以左眼为患侧,右眼为健侧,进行单眼交叉绷带包扎

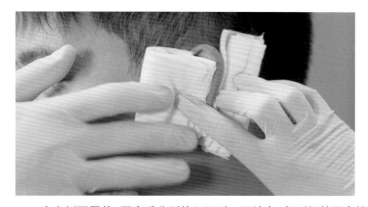

图 3-6-12　在左侧耳屏前、耳廓后分别垫入两到三层纱布,起到保护耳廓的目的

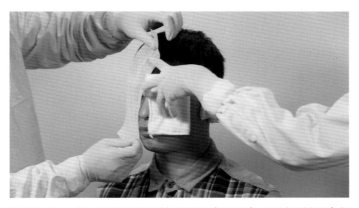

图 3-6-13　在加压的同时保护患侧眼球及耳廓,同时于健侧鼻根部放置一块上下斜行的短绷带或纱布条。在左侧患侧垫入棉垫,局部压迫作用

（2）包扎过程（图 3-6-14～图 3-6-19）

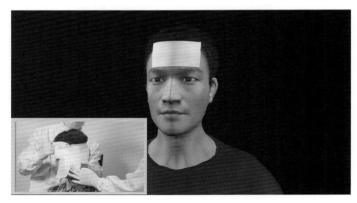

图 3-6-14　前额、眉弓上方向后至枕部的枕骨隆突下方环绕 2 周

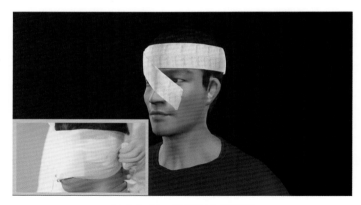

图 3-6-15　斜行至患侧耳下

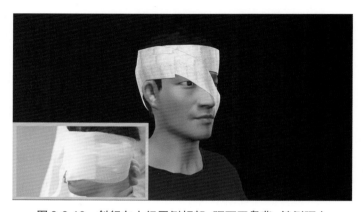

图 3-6-16　斜行向上经同侧颊部、眶下至鼻背、健侧眶上

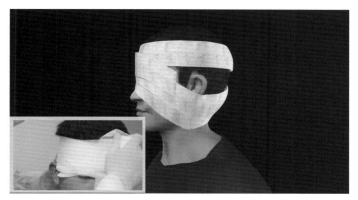

图 3-6-17　每圈覆盖前一层绷带的 1/3 ~ 1/2，至包扎妥善

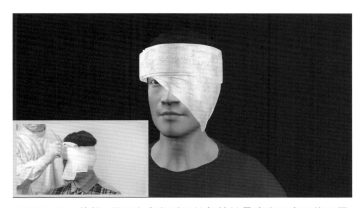

图 3-6-18　前额、眉弓上方向后至枕部的枕骨隆突下方环绕 2 周

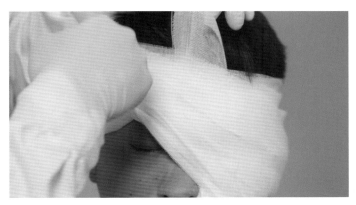

图 3-6-19　将留置的斜行纱布打结，暴露健侧眼睛

（3）包扎效果（图 3-6-20）

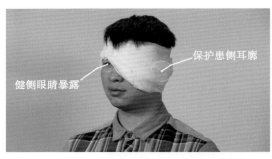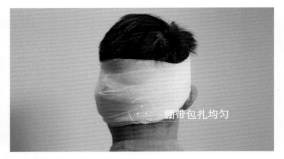

健侧眼睛暴露　保护患侧耳廓　绷带包扎均匀

图 3-6-20　在完成包扎后，检查包扎的效果。包扎后达到健侧眼睛暴露，保护患侧耳廓；绷带包扎均匀

【注意事项】

1. 绷带在包绕下颌下和颈部时，需注意保持呼吸道的通畅，防治压迫气管，引起呼吸困难和窒息。

2. 包扎区域局部施力适中，防止压力过大造成局部皮肤坏死。

3. 对于腮腺区或者需消除无效腔的局部包扎，可于局部垫入纱布或者棉垫，以达到取其效果，同时施以一定的压力。

【练习题】

1. 口腔颌面部常用的绷带宽度为

　　A. 2cm　　　　　　　　　　　　B. 4cm

　　C. 6cm　　　　　　　　　　　　D. 8cm

　　E. 12cm

2. 绷带包扎的基本原则

　　A. 包扎绷带力求严密，稳定、美观、清洁

　　B. 压力均匀，并应富有弹性

　　C. 松紧适度，利于引流

　　D. 注意消灭无效腔，防止出血

　　E. 以上都对

3. 腮腺区包扎常选用的绷带包扎方法为

　　A. 单眼交叉绷带　　　　　　　　B. 交叉十字法绷带

　　C. 四头带　　　　　　　　　　　D. 颈腋"8"字绷带

　　E. 石膏绷带

4. 患者男性，18 岁。颏下无痛性缓慢生长圆球状肿物三年，大小为 6cm×5cm×4cm，表面光滑，境界清，质地似面团样，可活动无触痛，肿物不随吞咽而活动，口底黏膜下未见异常。术后为消灭死腔防止形成血肿选用的包扎是

　　A. 四头带　　　　　　　　　　　B. 交叉十字绷带

C. 颈部绷带

D. 颅颌弹性绷带

E. 颈腋"8"字绷带

5. 患者男性,50 岁,因右上颌肿瘤行右上颌骨部分切除术,术后应选择的绷带为

A. 弹性绷带

B. 单眼交叉绷带

C. 四头带

D. 三角巾

E. 交叉十字绷带

第四章 ▶ 口腔修复学核心技能

ER-4-1-1

第一节 上下颌牙列印模制取术

ER-4-1-2

【目的和要求】

1. 熟悉与取模相关的口腔基本解剖结构。

2. 掌握普通藻酸盐材料制取印模的方法。

3. 掌握硅橡胶材料制取印模的方法。

【实验内容】

1. 使用藻酸盐材料制取印模。

2. 使用硅橡胶材料制取印模。

【理论知识回顾】

1. 口腔印模（impression） 是用于记录或重现口腔软硬组织外形以及关系的阴模。

2. 印模材料（impression materials）的选择和分类 根据印模材料凝固后是否具有弹性，可分为弹性印模材料和非弹性印模材料；根据能否反复使用，可分为可逆性和不可逆性印模材料；根据材料的主要成分还可分为：藻酸盐（alginate）印模材料、琼脂（agar）印模材料和合成橡胶（rubber）类印模材料。

（1）藻酸盐印模材料：是一种弹性不可逆印模材料。藻酸盐印模材料价格便宜，容易操作，凝固后具有较高的弹性，在口腔临床应用广泛；但其收缩性略大，不能很精确地反映牙齿的状态。藻酸盐印模材料有两种剂型：粉剂型和糊剂型两类。粉剂型使用时与水调和，糊剂型与胶结剂（半水硫酸钙）混合使用，口腔临床操作中多使用粉剂型。

（2）合成橡胶印模材料：又称为弹性体印模材料。它是以人工合成橡胶为主要成分，有四种材料可供临床使用：聚硫橡胶、缩合型硅橡胶、加成型硅橡胶和聚醚橡胶。目前，加成型硅橡胶（additional silicone rubber）是口腔临床应用广泛的弹性体印模材料。根据弹性体印模材料调和后的稠度将其分为四种类型：0 型：极稠，呈柔软面团状，称为腻子（putty）型，用于二次印模法的初次印模或一次印模法的托盘印模。1 型：高稠度，称为重体（heavy body）型或托盘型，用于二次印模法的初次印模或一次印模法的托盘印模。2 型：中等稠度,称为普通(regular)型,容易操作,具有中等强度,与 0 型或 1 型联合使用,用于冠桥、贴面、嵌体及种植体的印模及功能性印模。3 型:低稠度,高流动性,称为轻体(light body)或注射型,可精确复制牙齿表面微细结构,与 0 型或 1 型联合使用,用于冠桥、贴面、嵌体及种植体的印模及功能性印模。弹性体印模材料通常为双糊剂型:基质糊剂(base)和催化糊剂(catalyst),使用时按照一定的比例混合两糊剂。

3. 印模托盘(impression tray)的选择和分类 要制备一个高质量的印模,选择一个适合患者口腔情况的托盘非常重要。临床中制取印模多使用成品托盘。成品托盘按照牙弓的长短可分为大、中、小号托盘;按制作托盘的材质可分为金属托盘、塑料托盘和金属支架外部涂塑托盘;按托盘的结构和使用目的可分为有牙列托盘、部分牙列托盘和无牙颌托盘;此外金属托盘还可以分为有孔型和无孔型两种。由于患者的口腔个体差异大,尽管有不同型号的成品托盘可供选择,但在某些特殊情况下,如后牙游离缺失即 Kennedy 一类或二类义齿修复时,全口义齿牙槽嵴严重吸收或某些特殊方法修复如覆盖义齿、种植义齿、附着体义齿等,很难选择一个完全符合患者情况的托盘,这时就需要根据患者的口腔情况和修复方法的要求制作个别托盘。

4. 制取印模方法的分类 根据制取印模的次数可分为一次印模法(primary impression method)和二次印模法(secondary impression method)。一次印模法是指使用成品托盘承载印模材料一步制取印模的方法,临床上多用于固定义齿、大部分可摘局部义齿及正畸记存模型的制备,操作简单,节省时间。二次印模法,又称联合印模法是指制作个别托盘或先用弹性较低的印模材料制取初印模,然后用流动性好的印模材料制取终印模的方法。一般多用于全口义齿、游离缺失的可摘局部义齿、某些固定义齿及隐形矫治器工作印模的制备。该印模准确、精度高。其他分类法如按照取模时患者张口或闭口,可分为开口式印模和闭口式印模;按照取模时是否进行肌功能整塑可分为解剖式印模和功能性印模;按照取模时是否对黏膜造成压力可分为压力性印模、非压力性印模和选择性压力印模等。

5. 肌功能整塑(functional trimming) 在印模材料硬固前,模仿口腔周围软组织的正常生理活动,使印模有足够的边缘伸展,又不致影响软组织的功能活动。整塑方法有主动和被动两种。主动整塑要求患者面部放松,主动做一些活动,如大张口,轻轻活动上、下唇,伸舌向前并左右摆动,活动范围以不超出口外为宜;被动整塑是在某些患者由于紧张无法主动整塑时,医师用手帮助患者口周软组织做功能活动,如用手牵拉两侧口角及唇颊部,被动整塑效果不如主动整塑。临床中也可采取主动整塑和被动整塑同步进行。

【实验用品】

1. 实验器械 口镜,成品金属托盘或一次性成品塑料托盘(图 4-1-1～图 4-1-3)。

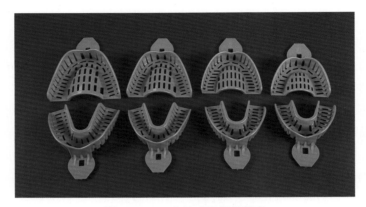

图 4-1-1　一次性成品塑料托盘

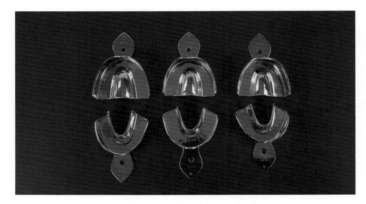

图 4-1-2　成品无孔金属托盘

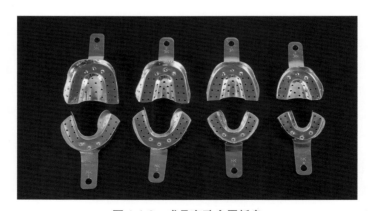

图 4-1-3　成品有孔金属托盘

2. **实验材料** 藻酸盐印模材料(图 4-1-4),硅橡胶印模材料(图 4-1-5)。

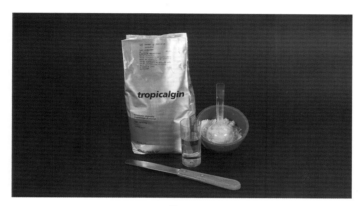

图 4-1-4 藻酸盐印模材料

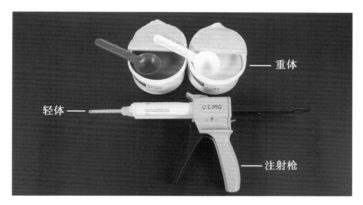

图 4-1-5 硅橡胶印模材料

【操作步骤】

1. 医患交流(图 4-1-6) 取上下颌印模前,医师需向患者交代取模的目的及注意事项,缓解患者紧张情绪;嘱患者用清水或漱口水含漱,如口腔卫生不佳,需刷牙或行牙周洁治。

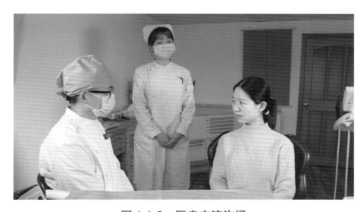

图 4-1-6 医患交流沟通

2. 口内检查 使用口镜检查患者牙弓大小及与取模相关的解剖结构,如磨牙后垫、下颌颊系带、下唇系带、舌系带、上颌结节、上颌颊系带及上唇系带(图4-1-7)。

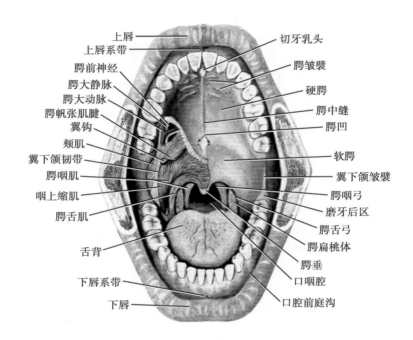

上唇——切牙乳头
上唇系带——
腭前神经——腭皱襞
腭大静脉——硬腭
腭大动脉——腭中缝
腭帆张肌腱——腭凹
翼钩——
颊肌——软腭
翼下颌韧带——翼下颌皱襞
腭咽肌——腭咽弓
咽上缩肌——磨牙后区
腭舌肌——腭舌弓
舌背——腭扁桃体
腭垂——
下唇系带——口咽腔
下唇——口腔前庭沟

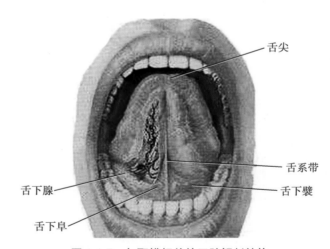

舌尖
舌系带
舌下腺——舌下襞
舌下阜

图 4-1-7 与取模相关的口腔解剖结构

3. 托盘选择

(1)下颌托盘的选择:按照患者牙弓大小与形态,选择大小合适的下颌托盘(图4-1-8~图4-1-10)。

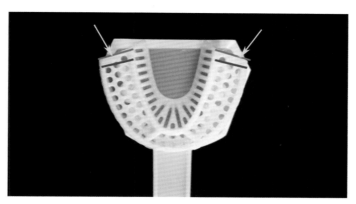

图 4-1-8 下颌托盘后缘至磨牙后垫（红线标注最后一颗磨牙远中；蓝线标注磨牙后垫）

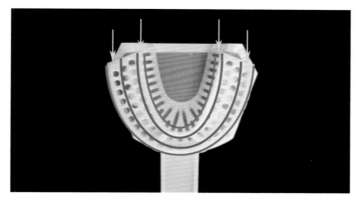

图 4-1-9 下颌托盘与牙弓内外侧距 3 ~ 4mm（黄色箭头），适合牙弓弧度（红线标注牙列唇颊舌侧边界；蓝线标注托盘内外侧边界）

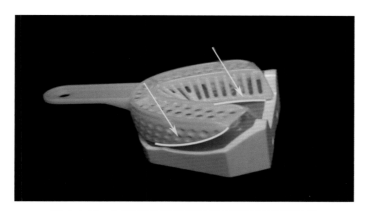

图 4-1-10 下颌托盘翼缘（黄线）不妨碍唇颊舌活动

（2）上颌托盘的选择：按照患者牙弓大小与形态，选择大小合适的上颌托盘（图 4-1-11~图 4-1-13）。

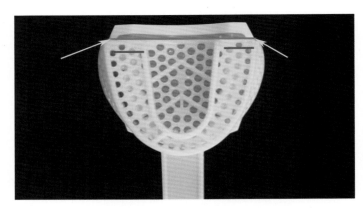

图 4-1-11　上颌托盘后缘盖过上颌结节和颤动线（红线标注上颌最后一颗磨牙远中，蓝线标注颤动线）

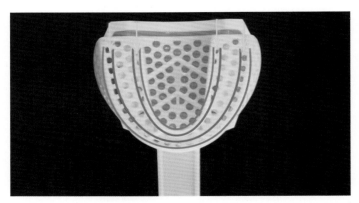

图 4-1-12　上颌托盘与牙弓内外侧距 3～4mm（黄色箭头），适合牙弓弧度（红线标注牙列唇颊腭侧边界；蓝线标注托盘内外侧边界）

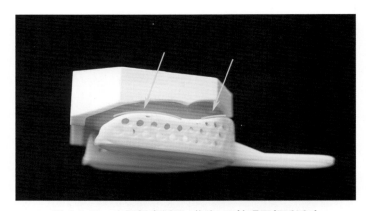

图 4-1-13　上颌托盘侧翼（黄线）不妨碍唇颊舌活动

4. 调整椅位

（1）下颌椅位调整（图 4-1-14）

（2）上颌椅位调整（图 4-1-15）

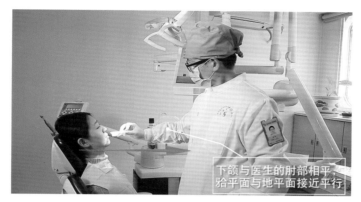

图 4-1-14　取下颌印模时，医师站在患者的右前方；嘱患者头部直立，下颌与医师的肘部相平，殆平面与地平面接近平行

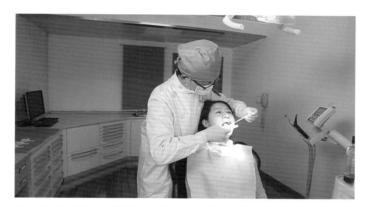

图 4-1-15　取上颌模型时，医师站在患者的右后方；嘱患者头部直立，下颌与医师的肘部相平，殆平面与地平面接近平行

5. 藻酸盐印模的制取

（1）下颌印模制取（图 4-1-16～图 4-1-20）

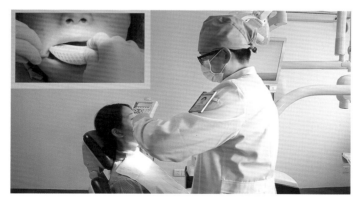

图 4-1-16　放置下颌托盘
左手用口镜或直接用手指牵拉患者右侧口角，右手将托盘旋转放入口内，再用左手牵拉开下唇，将下颌托盘就位

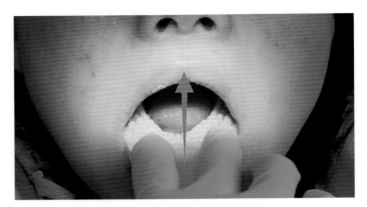

图 4-1-17　托盘柄对准面部中线

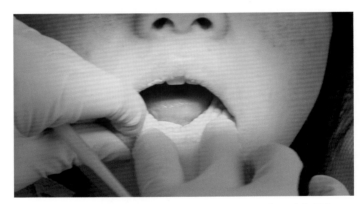

图 4-1-18　在印模凝固前进行唇、颊、舌的被动肌功能整塑

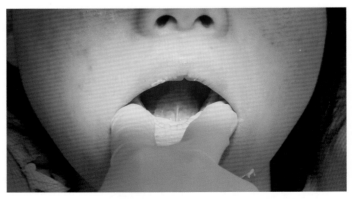

图 4-1-19　在印模凝固前进行唇、颊、舌的主动肌功能整塑
完成主、被动肌功能整塑后,使用右手两指保持托盘稳定至印膜材完全凝固

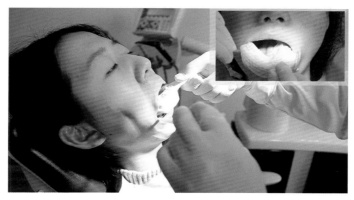

图 4-1-20　待印模材料完全凝固后将托盘取出,取出下颌印模时,先使后部脱位,再顺牙长轴方向取下,之后旋转取出印模

（2）上颌印模制取（图 4-1-21～图 4-1-24）

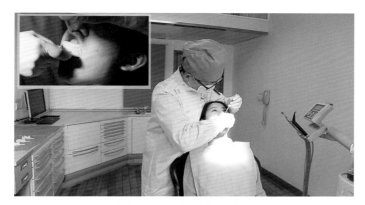

图 4-1-21　放置上颌托盘

医师位于患者右后方,将托盘旋转放入患者口内,牵拉开上唇,使托盘就位,托盘柄对准中线。压入托盘时,先在后牙区加压,再在前牙区加压,尽可能从托盘前部挤出多余的印模材料,减少印模材料流向咽部

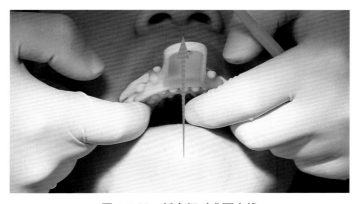

图 4-1-22　托盘柄对准面中线

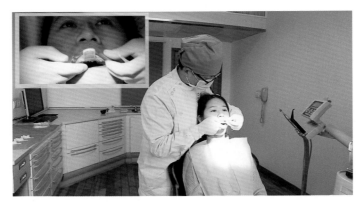

图 4-1-23　上颌肌功能整塑

在印模硬固前进行唇、颊的主动及被动肌功能整塑。如遇患者恶心，可嘱患者低头，深呼吸。取上颌印模时，需要双手保持托盘稳定直至印模硬固

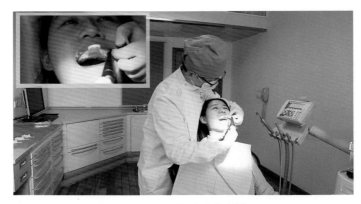

图 4-1-24　取出上颌托盘

取出上颌印模时，如果印模取出困难，嘱患者发"啊"音或者辅助气枪吹气。取出上颌印模时，先使后部脱位，再顺牙长轴方向取下，之后旋转取出印模，切不可使用暴力取出

6. 硅橡胶材料制取印模（二次印模法）

（1）初印模的制取（图 4-1-25～图 4-1-28）

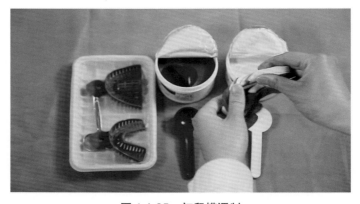

图 4-1-25　初印模调制

取等体积的硅橡胶重体基质和催化剂，在 30 秒内以指尖混合至颜色均匀，放入托盘中

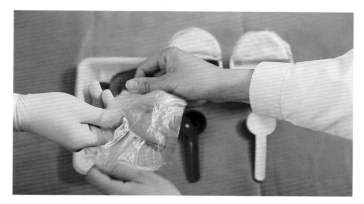

图 4-1-26　下颌初印模的制取

初印模制取前，取稍大于下颌托盘的聚乙烯薄膜放置于已混匀的硅橡胶重体上，制取下颌初印模

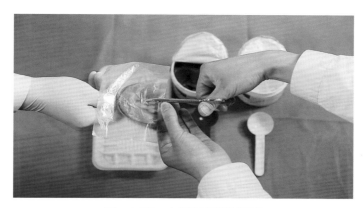

图 4-1-27　上颌初印模的制取

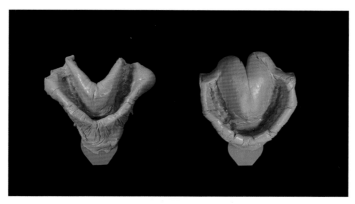

图 4-1-28　上、下颌硅橡胶初印模

（2）二次印模的制取：去除聚乙烯薄膜，确保重体初印模的干净及干燥。若初印模与组织间空隙不足 2mm，可用小刀去除多余的印模材料以形成适当空隙后，再进行二次印模的制取（图 4-1-29～图 4-1-31）。

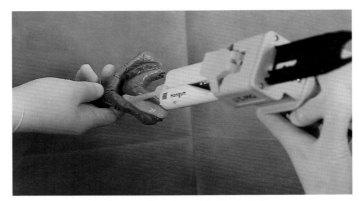

图 4-1-29　轻体印模材料的放置
将枪混好的硅橡胶轻体注入已固化的重体初印模中

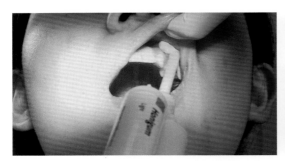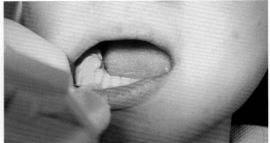

图 4-1-30　在患者上、下颌前庭沟等处提前注入适量轻体

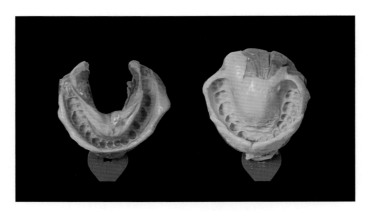

图 4-1-31　上、下颌硅橡胶终印模

　　7. 印模检查　印模覆盖义齿修复需要的所有区域，正畸治疗所需印模需覆盖所有牙齿。下颌印模后缘至最后磨牙之后半颗磨牙的距离，上颌印模后缘至翼上颌切迹。上下颌印模前庭沟处应充分延伸，系带切迹清楚到位，边缘伸张适度，印模清晰无气泡，无脱模。

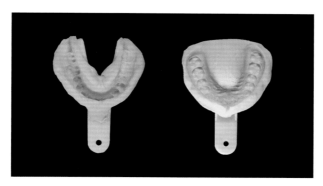

图 4-1-32　上、下颌藻酸盐终印模

【注意事项】

1．制取印模的顺序　取印模时最好按照先下后上的顺序，因为取下颌印模时，一般印模材料不至于流向咽部而引起恶心或呕吐，以便于患者的适应。

2．制取上颌印模压入托盘时，先在后牙区加压，再在前牙区加压，尽可能从托盘前部挤出多余的印模材料，减少印模材料流向咽部。注意要充分牵拉开上唇，以防前庭沟处印模的延伸不足。为了防止印模制取不到位，可在较深的前庭沟底、腭穹窿、上颌结节远中等处提前放置适量藻酸盐印模材料。

3．硅橡胶初印模材料的调制　注意护士可佩戴聚乙烯手套或徒手混合重体印模材料，不建议佩戴乳胶手套。因乳胶手套硫化时所加的硫黄残留物可干扰含铂催化剂的催化作用，影响硅橡胶的凝固，导致重体印模材料凝固迟缓或不能凝固。

4．上、下颌初印模的制取　因初印模精确度要求低，相当于个别托盘，故初印模制取前，取稍大于上、下颌托盘的聚乙烯薄膜放置于已混匀的硅橡胶重体上，分别制取上、下颌初印模。重体印模材料混匀后 60 秒内需将托盘就位。

5．二次印模的制取　将枪混好的硅橡胶轻体注入已凝固的重体初印模时，需将轻体以搅拌的动作注满整个牙弓，并保持注射枪尖端被材料埋住，以避免搅入空气。为了防止印模制取不到位，可在患者上颌结节处、上下颌前庭沟处提前注入适量轻体。

6．印模的消毒和凝固　获取的印模需在 2% 戊二醛消毒剂里浸泡消毒。消毒后取出印模，以水清洗并干燥。硅橡胶印模在凝固 2 小时后才能灌模，在 2 周内均可灌模。

【练习题】

1．印模材料根据塑形后有无弹性可分为弹性和非弹性印模材料，根据是否可反复使用可分为可逆和不可逆印模材料，临床常用的藻酸盐印模材料属于

  A．热凝固类　　　　　　　　　　B．弹性不可逆

  C．非弹性不可逆　　　　　　　　D．非弹性可逆

  E．弹性可逆

2．下列与模型材料性能要求无关的是

  A．抗压强度大　　　　　　　　　　B．与印膜材料不发生化学变化

C. 有良好的流动性、可塑性　　　　　　　D. 精确度高

E. 有适当的凝固时间,以3～5分钟为宜

3. 托盘的选取的原则有哪些?(多选)

A. 上颌远中盖过上颌结节

B. 下颌盖过磨牙后垫

C. 宽度:两侧各距颊侧牙槽突黏膜2～3mm

D. 高度:托盘边缘距移行皱襞2～3mm

4. 关于取模时患者及医师体位的描述,下列哪项是正确的?(多选)

A. 患者端坐,高度以医师的肘关节平齐或略高于患者口裂为宜

B. 取上颌印模时,头略前倾,以抬高软腭,避免印模材向后下流动刺激软腭,引起患者恶心、呕吐

C. 取下颌印模时,下颌𬌗平面与地平面平行

D. 取上颌印模时,医师站在患者右后方

E. 取下颌印模时,医师站在患者右后方

第二节　下颌第一磨牙烤瓷冠牙体预备术

【目的和要求】

1. 掌握烤瓷熔附金属全冠牙体预备的方法和步骤。

2. 熟悉烤瓷熔附金属全冠的理论。

【实验内容】

在仿真头模的实验牙列模型上进行下颌第一恒磨牙烤瓷熔附金属全冠的牙体预备。

【理论知识回顾】

1. 烤瓷熔附金属全冠(porcelain-fused-to-metal,PFM)　又称金属烤瓷全冠,是一种由低熔烤瓷真空条件下熔附到铸造金属基底冠上的金-瓷复合结构的修复体。

2. 烤瓷熔附金属全冠的优点　兼有金属全冠的强度和烤瓷全冠的美观,其颜色、外观逼真,色泽稳定,表面光滑,耐磨性强,不易变形,抗折力强,具有一定的耐腐蚀性,属"长久性"修复。

3. 烤瓷熔附金属全冠的适应证:

(1)因氟斑牙、变色牙、四环素染色牙、锥形牙、釉质发育不全等,不宜用其他方法修复或患者要人造冠做永久修复的患牙。

(2)因龋坏或外伤等造成牙体缺损较大而无法充填治疗的患牙。

(3)因牙错位、扭转而不宜或不能做正畸治疗的患牙。

(4)烤瓷桥基牙上的固位体。

4. 烤瓷熔附金属全冠的非适应证:

(1)恒牙尚未发育完全的青少年,牙髓腔宽大者。

（2）无法取得足够的固位形和抗力形的过小牙。

（3）深覆𬌗、咬合紧，在没有矫正而又无法预备出足够的空间者。

5. 金属烤瓷冠的牙体颈缘预备设计

根据金瓷结合在颈缘处的形式，分为金属颈环型和部分无金属颈环型两类。金属颈环型是传统的金属烤瓷冠设计，曾广泛运用于前牙和后牙修复，现已很少用于前牙。该设计为刃状（knife）或浅凹形（light chamfer）边缘完成线，保留完整的金属颈环。其优点包括：边缘密合度好，强度较高，边缘厚度均匀，可以高度抛光。缺点是暴露金属影响美观，金属边缘部分进入龈沟，为防止颈缘腐蚀变色，最好使用贵金属合金。

部分无金属颈环设计目前广泛运用于临床的是金瓷混合设计，分为唇面颈缘、舌面颈缘和邻面颈缘三个不同的部位。唇（颊）面颈缘为无金属颈环的金瓷唇缘，可采用 90°肩台（shoulder）或深凹形（heavy chamfer）边缘完成线的设计。舌侧颈缘则是有金属颈环，最常见的形式有刃状或浅凹形边缘完成线。邻面颈缘是无金属颈环型和金属颈环的交汇处，交接点位于邻接区的舌侧，邻舌线角近颈缘处，可用浅凹型或者小肩台设计，以完成从唇面经过邻面到舌面的过渡。

【实验用品】

1. 实验牙列模型（图 4-2-1）

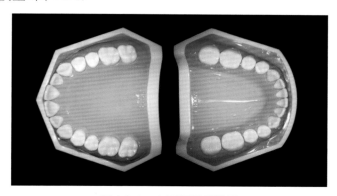

图 4-2-1 上下颌牙列模型

2. 口腔检查器械（口镜、探针、镊子）（图 4-2-2）

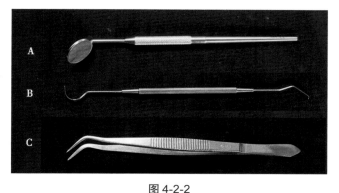

图 4-2-2
A. 口镜 B. 探针 C. 镊子

3．高速涡轮手机（图 4-2-3）

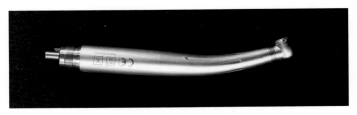

图 4-2-3　高速涡轮手机

4．金刚砂车针　用于全冠预备的车针包括金刚砂车针和钨钢车针两大类，临床上较为常用的是金刚砂车针。根据其形态不同，全冠预备常用的车针包括火焰形车针和柱形车针。

（1）火焰形车针：主要用于前牙舌窝或后牙𬌗面的牙体预备（图 4-2-4）。

（2）柱形车针：主要用于前牙及后牙轴面的牙体预备（图 4-2-5、图 4-2-6）。

根据金刚砂粒度的粗细不同，从粗到细分别为：绿，蓝，红，黄。临床常按照蓝标、红标、黄标车针的顺序进行牙体预备及精修抛光。尖端较细的金刚砂柱形车针主要用于邻面的片切（图 4-2-7）。

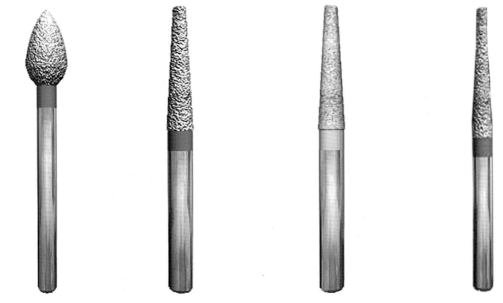

图 4-2-4　火焰型　　图 4-2-5　粗粒度、柱形　　图 4-2-6　细粒度、柱形　　图 4-2-7　尖端较细、粗粒度、柱形

【操作步骤】

以右下第一磨牙烤瓷冠牙体预备为例。

1．𬌗面预备（图 4-2-8，图 4-2-9）　用粒度较粗的金刚砂柱形车针在牙体𬌗面的颊舌斜面分别磨出 1.5～2mm 深的定深沟；均匀磨除定深沟之间的牙体组织。用粒度较粗的金刚砂柱形车针沿功能尖的外斜面磨出宽约 1.5mm 的斜面。

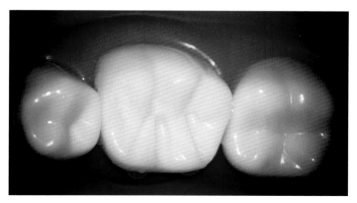

图 4-2-8 殆面预备

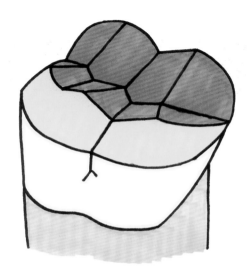

图 4-2-9 预备功能尖斜面

2. 颊舌面预备（图 4-2-10～图 4-2-12）

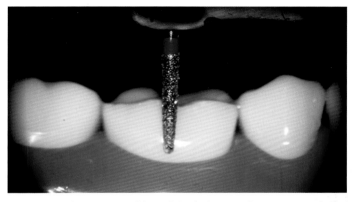

图 4-2-10 用粒度较粗的金刚砂柱形车针磨出 2～3 个 1.0～1.5mm 的定深沟，消除颊面外形高点到龈缘处的倒凹。颊轴面的殆向聚合度一般为 2°～5°

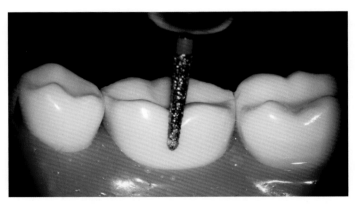

图 4-2-11 用粒度较粗的金刚砂柱形车针磨出 2～3 个 1.0～1.5mm 的定深沟，消除舌面外形高点到龈缘处的倒凹。舌轴面的船向聚合度一般为 2°～5°

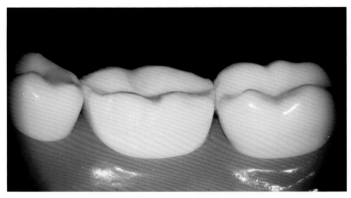

图 4-2-12 从外形高点到颈缘处沿牙体外形磨出足够间隙，并保留颊、舌沟外形，预备后外形尽量与牙冠外形基本相似

3. 邻面预备（图 4-2-13） 先用尖端较细的金刚砂柱形车针分离邻面，注意保护邻牙，换用粒度较粗的金刚砂柱形车针紧贴牙冠轴面预备，磨除量为 1.8～2.0mm，去除倒凹，控制轴向聚合角度 2°～5°。

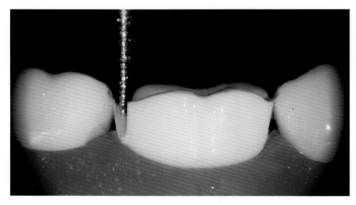

图 4-2-13 邻面预备

4. 颈缘预备（图 4-2-14）用粒度较粗的金刚砂柱形车针沿颈缘预备出颊侧 0.8～1.0mm 的肩台；舌侧及邻面 0.5～1.0mm 肩台，肩台要求均匀光滑连续。

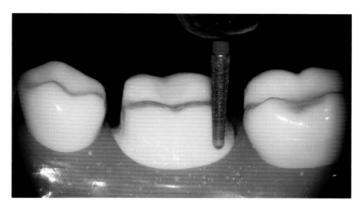

图 4-2-14　颈缘预备

5. 精修完成（图 4-2-15）精修时要检查𬌗面在正中、前伸、侧方𬌗位时修复间隙是否足够；轴壁有无倒凹；轴面𬌗向聚合度是否合适；颈部肩台的宽度，是否均匀光滑连续；轴面角、𬌗缘嵴是否圆滑。

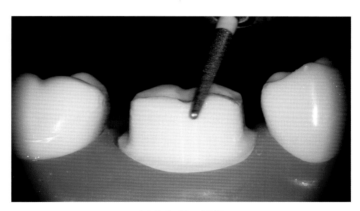

图 4-2-15　精修

【注意事项】

1. 牙体预备过程中应保持稳固的支点，避免因支点不稳伤及软组织。

2. 牙体预备结束后务必检查功能尖短斜面的预备以及咬合情况，保证足够的修复间隙。

3. 预备体高度不足时，可预备辅助固位形，如钉洞，轴沟，箱状洞形等。

4. 避免将合面预备为单一平面，预备后合面应与原有𬌗面形态基本一致。

5. 应避免轴面角（尤其是远中舌侧轴面角）预备量不足和预备体𬌗向聚合角度过大。

6. 牙体预备时应注意间歇磨除，整个过程需要喷水冷却。

【练习题】

1. 下颌后牙牙体预备时轴面聚合度多少度为宜:

    A. 2°～6°　　　　　　　　　　B. 3°～7°

    C. 2°～5°　　　　　　　　　　D. 5°～6°

    E. 2°～8°

2. 精修时选用图 4-2-16 中哪一种车针?

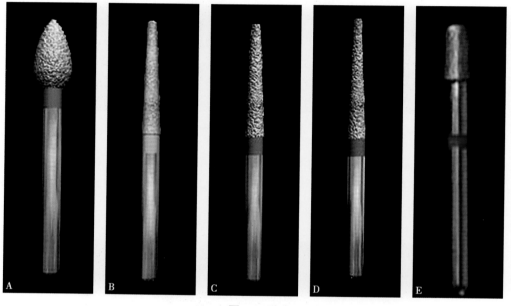

图 4-2-16

3. 左下第一磨牙的烤瓷冠牙体预备,有关功能尖斜面,下面选项正确的描述是:

    A. 颊舌尖的外斜面均要磨出宽约 1.5mm 的斜面

    B. 预备功能尖斜面主要是为了形成良好的固位形

    C. 舌尖的颊斜面也需预备出功能尖斜面

    D. 功能尖斜面的预备不利于预备体的抗力形

    E. 功能尖斜面的预备可以保证足够的修复间隙

ER-4-3-1

第三节　上颌中切牙全瓷冠牙体预备术

【目的和要求】

1. 掌握上颌中切牙全瓷冠牙体预备的方法和步骤。

2. 熟悉全瓷冠的理论。

【实验内容】

在仿真头模的实验牙列模型上进行左上中切牙全瓷冠的牙体预备。

【理论知识回顾】

1. 全瓷冠（all ceramic crown）　以陶瓷材料制成的覆盖整个牙冠表面的修复体，它需要对牙冠整个外表面进行一定量的预备，以确保修复体足够的抗力，还需要预备特定的形态以获得较为理想的固位效果，最终实现对牙冠的功能、形态和美观的恢复。它具有色泽稳定自然、导热低、不导电、耐磨损、且生物相容性好无需金属结构，不透金属色等优点，是相对较为理想的修复体。

2. 常见的全瓷系统　现在的全瓷修复系统种类繁多，根据材料的不同可分为玻璃基陶瓷和氧化物陶瓷，玻璃基陶瓷包括长石质陶瓷、白榴石增强玻璃陶瓷、硅酸锂陶瓷等，氧化物陶瓷又包括氧化铝陶瓷、氧化镁陶瓷和氧化锆陶瓷等；根据材料的加工工艺不同可分为渗透陶瓷、切削陶瓷、铸造陶瓷、电沉积陶瓷、堆塑致密烧结陶瓷等。

3. 全瓷冠的适应证　原则上所有需要金瓷冠修复的患者，只要在经济条件允许的情况下，都可考虑全瓷冠修复，尤其更适合下列情况：

（1）前牙切角、切缘缺损，不宜充填治疗或不宜选用金属烤瓷冠修复者。

（2）死髓牙、氟斑牙、四环素牙等变色牙，患者对美观要求较高者。

（3）牙冠缺损需要修复而对金属过敏者。

（4）牙缺损要求修复，同时不希望口内有金属材料存在者。

4. 全瓷冠的非适应证：

（1）牙体组织的切割量大，年轻恒牙牙髓角高易露髓者。

（2）临床冠过短，无法获得足够的固位形和抗力形者。

（3）对刃𬌗未矫正或者夜磨牙症者。

（4）牙周疾患需要全冠进行夹板固定者。

（5）心理、生理、精神因素不能接受或不愿意磨切牙体组织者。

5. 全瓷冠牙体预备的基本要求　全瓷冠的牙体预备应按照全冠的牙体预备的一般要求进行，如龋坏组织需去尽，预备的各轴面无倒凹，有一定锥度，冠的最大周径降至颈缘，在各面磨出足够的间隙等。总而言之，全瓷修复的基牙预备应兼顾牙齿健康、功能、美观三方面的要求。

（1）健康要求：是指去净腐质、防治感染等。

（2）功能要求：是指去除倒凹，做出共同就位道，设计好边缘的位置状态，做出良好的抗力形与固位形，恢复过低的垂直距离等；

（3）美观要求：是指改善牙齿的排列、颜色、形状和质感等。

但是，由于材料的特性，全瓷冠的牙体预备与金瓷冠稍有不同。颈部的边缘完成线的宽度与形式在各轴面基本一致，宽度为 0.8～1.0mm，形式为深凹面型（heavy chamfer）或 90°肩台。

【实验用品】

1. 实验牙列模型（图 4-3-1）。

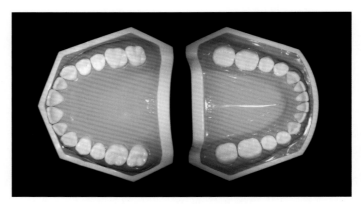

图 4-3-1　上下颌牙列模型

2. 口腔检查器械（口镜、探针、镊子）（图 4-3-2）。

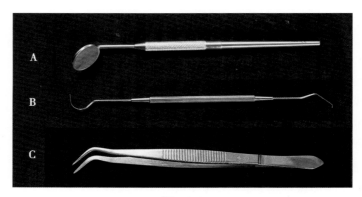

图 4-3-2
A. 口镜　B. 探针　C. 镊子

3. 高速涡轮手机（图 4-3-3）。

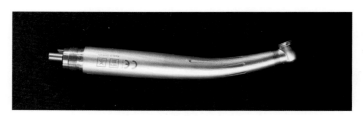

图 4-3-3　高速涡轮手机

4. 车针　用于全冠预备的车针包括金刚砂车针和钨钢车针两大类，临床上较为常用的是金刚砂车针。根据其形态不同，全冠预备常用的车针包括火焰形车针和柱形车针。

（1）火焰形车针：主要用于前牙舌窝或后牙殆面的牙体预备（图 4-3-4）。

（2）柱形车针：主要用于前牙及后牙轴面的牙体预备（图 4-3-5、图 4-3-6）。根据金刚砂粒度的粗细不同，从粗到细分别为：绿，蓝，红，黄。临床常按照蓝标、红标、黄标车针的顺序进行牙体预备及精修抛光。尖端较细的金刚砂柱形车针主要用于邻面的片切（图 4-3-7）。

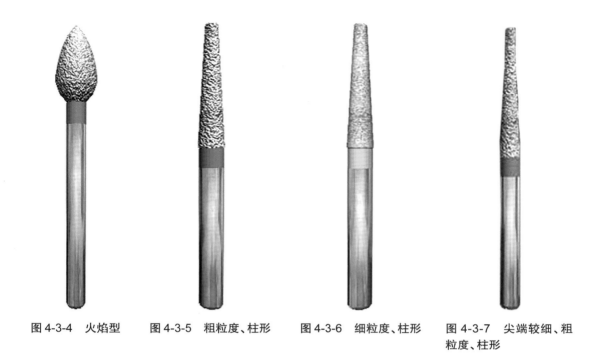

图 4-3-4 火焰型　　图 4-3-5 粗粒度、柱形　　图 4-3-6 细粒度、柱形　　图 4-3-7 尖端较细、粗粒度、柱形

【操作步骤】

以左侧上颌中切牙全瓷冠牙体预备为例

1. 切端预备（图 4-3-8，图 4-3-9）　用粒度较粗的柱形金刚砂车针在切缘磨出 2～3 个 1.5mm 深的定深沟，然后向近远中扩展，均匀磨除牙体组织。

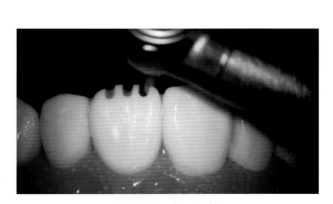

图 4-3-8　切端预备

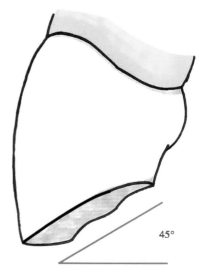

图 4-3-9　上前牙切缘预备时，形成向舌侧倾斜 45° 的小斜面，下前牙的切缘预备则相反

2. 唇面预备（图 4-3-10，图 4-3-11）

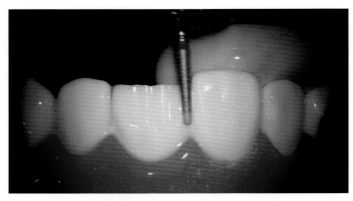

图 4-3-10　用粒度较粗的柱形金刚砂车针于切 1/2，颈 1/2 分别磨出 2~3 个 1mm 深的定深沟后进行牙体预备，磨除量为 1.0~1.5mm，颈部边缘先终止于龈上

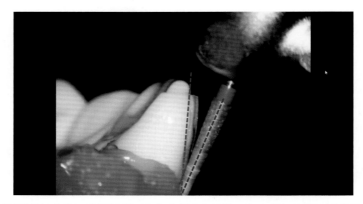

图 4-3-11　唇面预备分为两个面进行，注意上颌中切牙切 1/2 与颈 1/2 的牙体预备的角度差异

3. 邻面预备（图 4-3-12）　先用尖端较细的金刚砂柱形车针分离邻面，注意保护邻牙，换用粒度较粗的金刚砂柱形车针紧贴牙冠轴面预备，磨除量≥1.0mm，去除倒凹，控制轴向聚合角度 2°~5°。

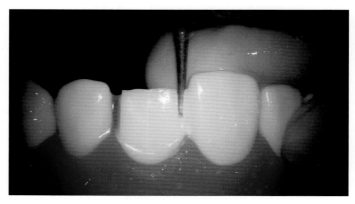

图 4-3-12　邻面预备

4. 舌面预备（图 4-3-13，图 4-3-14）　在舌侧窝处用粒度较粗的金刚砂柱形车针磨出 2 个 0.5～1.0mm 深的定深沟，然后火焰形金刚砂车针修型；颈 1/3 用粒度较粗的金刚砂柱形车针修型。注意保证舌面有足够的修复间隙，可用咬合纸检查。切 2/3、颈 1/3 双面预备，避免预备成单一斜面。

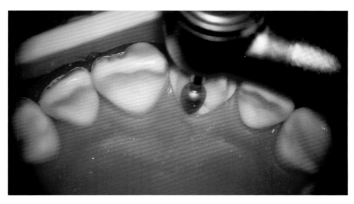

图 4-3-13　舌面预备

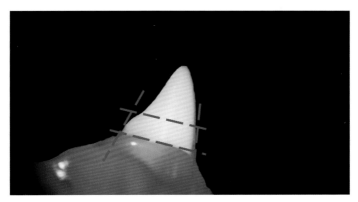

图 4-3-14　颈 1/3 形成切向为 2°～5° 的柱状颈袖

5. 颈缘预备（图 4-3-15）　用粒度较粗的金刚砂柱形车针沿唇、邻、舌预备，肩台的颈缘位置根据轴面而不同，唇面一般在龈缘下，其他的与龈缘平齐或在龈缘以上。肩台要求均匀光滑连续，基本形态为直角圆肩台或深凹形。

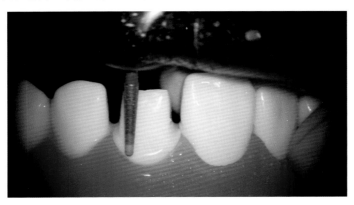

图 4-3-15　颈缘预备

6. 精修完成（图4-3-16） 精修时要检查牙尖交错𬌗、对刃𬌗时,切端、唇舌侧修复间隙是否足够,同时保证去除倒凹,最后用抛光车针将各轴面及轴线角磨圆滑。

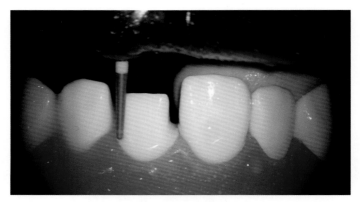

图 4-3-16 精修

7. 完成形态及预备量（图4-3-17,图4-3-18）。

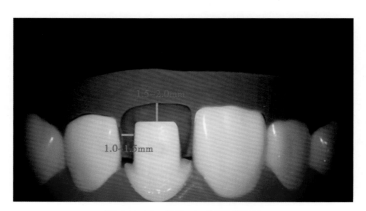

图 4-3-17 预备完成后唇面观

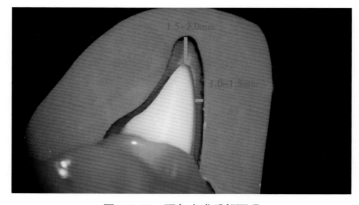

图 4-3-18 预备完成后邻面观

【注意事项】

1. 邻面预备时,注意勿损伤邻牙;颈缘预备时,注意勿损伤牙龈。

2. 牙体预备时应注意间歇磨除,整个过程需要喷水冷却。

3. 牙体预备过程中应保持稳固的支点,避免因支点不稳伤及软组织。

4. 牙体预备结束后务必检查咬合,保证足够的修复间隙。

【练习题】

1. 邻面预备时选用图 4-3-19 中哪种邻面片切车针:

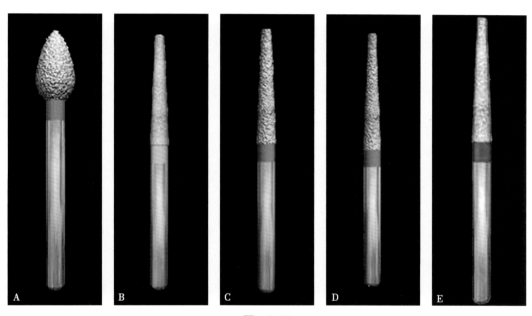

图 4-3-19

2. 上颌中切牙牙体预备的一般顺序为:

    A. 切端 - 邻面 - 唇面 - 舌面 - 肩台 - 精修

    B. 邻面 - 唇面 - 舌面 - 切端 - 肩台 - 精修

    C. 唇面 - 舌面 - 切端 - 肩台 - 精修 - 邻面

    D. 切端 - 唇面 - 邻面 - 舌面 - 肩台 - 精修

    E. 邻面 - 舌面 - 肩台 - 唇面 - 切端 - 精修

3. 如下图所示,"颈袖"主要的作用是:

    A. 确保足够的修复空间

    B. 形成理想的固位作用

    C. 确保预备体的抗力形

    D. 形成良好的就位道

    E. 有利于修复体的美观

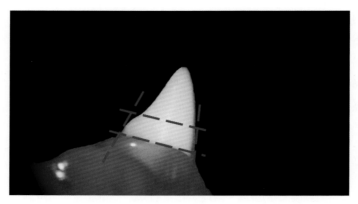

图 4-3-20

第四节　下颌第一磨牙嵌体牙体预备术

【目的和要求】

1. 熟悉嵌体设计的基本原则。

2. 掌握后牙嵌体牙体预备的方法和步骤,尤其要掌握其窝洞的特征。

【实验内容】

在仿真头模的实验牙列模型上进行下颌第一磨牙嵌体的牙体预备。

【理论知识回顾】

1. 嵌体(inlay)　一种嵌入牙体组织内部,用以恢复牙体缺损的形态与功能的修复体。与传统的直接充填修复相比,嵌体可以在模型上制作完成,恢复原有的牙体形态,恢复良好的咬合功能和邻接关系,修复体能高度抛光,容易清洁等,是一种比较理想的牙体缺损修复方式。

2. 嵌体的种类　根据嵌体覆盖牙面的不同,可分为单面嵌体、双面嵌体和多面嵌体。按照部位可分为𬌗面嵌体、颊面嵌体、邻𬌗嵌体和邻𬌗邻嵌体等。

3. 根据嵌体制作材料的不同,可分为:

(1)合金嵌体:有贵金属及非贵金属合金嵌体。

(2)树脂嵌体:采用高强度复合树脂材料在模型上加工成形。

(3)瓷嵌体:具有优良的美观性能。包括烤瓷嵌体、长石质瓷嵌体、铸瓷嵌体等。

4. 嵌体的适应证:

(1)严重的牙体缺损已涉及牙尖、切角、边缘嵴以及𬌗面,需要咬合重建而不能使用一般材料充填修复者。

(2)牙体缺损的邻接不良或食物嵌塞严重,需恢复邻面接触点者。

(3)固定桥的基牙已有龋洞或要放置栓体、栓槽附着体,可以设计嵌体作为固位。

5. 嵌体的非适应证：

（1）青少年的恒牙和儿童的乳牙，因其髓角位置高，不宜做嵌体。

（2）𬌗面缺损范围小且表浅者。以避免切割过多的健康牙体组织。

（3）牙体缺损范围大，残留牙体组织抗力形差，固位不良者。

（4）对于美观及长期要求高的患者或心理素质不理想的患者。

（5）前牙缺损慎用嵌体修复。

6. 嵌体的修复设计：

（1）原则：牙体预备前应首先去除腐质并检查患牙缺损的部分、大小和缺损部分的形状，同时要仔细检查存留牙体组织的咬合接触位置，在此基础上按照牙体缺损的大致形态设计嵌体的窝洞形状，不需要做预防性扩展，不需要预备特殊的辅助固位形。这些要求符合牙体预备要求中最小损伤原则，可以使牙体组织得到最大限度的保留，使牙体的抗力和强度丧失最少，从而达到减少牙齿折裂发生的目的。

（2）基本要求：

1）去净腐质

2）预备满足固位形和抗力形要求的洞型

3）无倒凹：轴壁外展≤6°

4）洞缘斜面：对于合金嵌体要求在洞缘处形成45°洞缘斜面，而对于瓷嵌体则无此要求

5）嵌体的边缘设计要避开咬合接触区，𬌗面的边缘设计位置应与正中接触点保持1mm的距离

6）洞底平面不做底平的严格要求，以去尽龋坏组织为准，也可用垫底材料修平底面

7. 嵌体与充填体充填的区别（表4-4-1，图4-4-1，图4-4-2）

表4-4-1　嵌体与充填体的区别

区别	嵌体	充填体充填
固位方式	粘固和摩擦力固位	依靠洞形的倒凹固位
制作方式	在口外模型上间接加工制作	在口内直接充填完成
邻接关系	可正确恢复	不易完全正确恢复
牙体预备	不能有倒凹，邻面呈倒梯形	要求形成倒凹，邻面呈正梯形

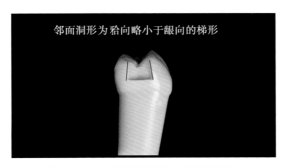

图4-4-1　二类洞牙体预备后邻面形态

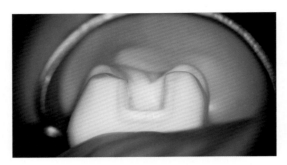

图 4-4-2　嵌体牙体预备后邻面形态

【实验用品】

1. 实验牙列模型（图 4-4-3）。

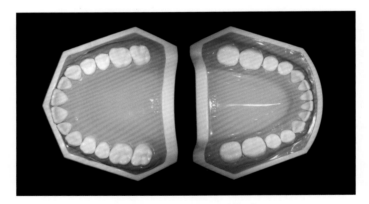

图 4-4-3　上下颌牙列模型

2. 口腔检查器械（口镜、探针、镊子）（图 4-4-4）。

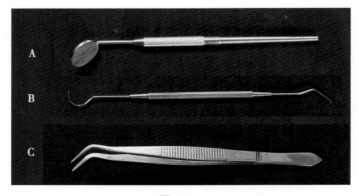

图 4-4-4

A. 口镜　B. 探针　C. 镊子

3. 高速涡轮手机（图 4-4-5）。

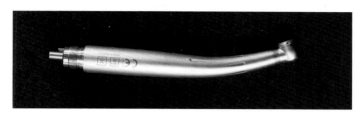

图 4-4-5　高速涡轮手机

4. 金刚砂车针

金刚砂平头锥形车针，主要用于嵌体𬌗面及邻面的牙体预备（图 4-4-6）。

根据金刚砂粒度的粗细不同，从粗到细分别为：绿，蓝，红，黄。临床常按照蓝标、红标、黄标车针的顺序进行牙体预备及精修抛光（图 4-4-7，图 4-4-8）。

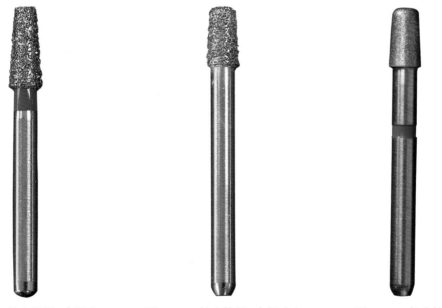

图 4-4-6　粒度较粗、直径小　　　图 4-4-7　粒度较粗，直径略大　　　图 4-4-8　粒度较细

【操作步骤】

1. 𬌗面预备（图 4-4-9，图 4-4-10）　用裂钻或金刚砂平头锥形车针于磨牙中央窝处钻入牙体，去除所有龋坏和无机釉，做预防性扩展，包括𬌗面的点、隙、裂、沟等易龋坏的部分，洞缘应位于健康牙体组织内，且离开咬合接触点 1mm。

洞深大于 2mm，洞应底平、壁直、点线角清晰，无倒凹，所有轴壁应保持平行，或外展 2°～5°，与嵌体就位道一致。预备鸠尾固位形，峡部一般位于两个相对牙尖三角嵴之间，宽度为颊舌尖宽度 1/3～1/2。

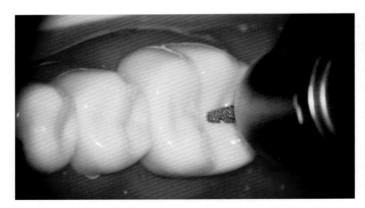

图 4-4-9　𬌗面预备

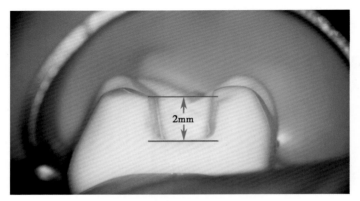

图 4-4-10　洞深

2. 邻面预备（图 4-4-11）　车针进入邻面，制备箱状洞型，其颊舌轴壁和龈壁应离开邻面接触点，位于自洁区。颊舌轴壁可外展 2°～5°。龈壁应底平，与髓壁垂直，近远中宽度至少为 1mm。

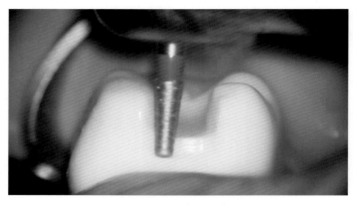

图 4-4-11　邻面预备

3. 精修完成（图 4-4-12，图 4-4-13）

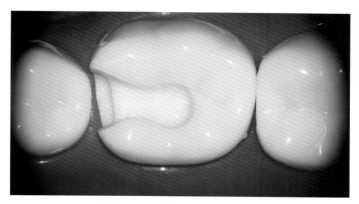

图 4-4-12　精修完成后𬌗面观

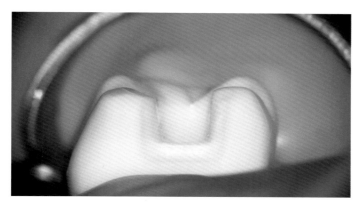

图 4-4-13　精修完成后邻面观

【注意事项】

1. 牙体预备时应注意间歇磨除，整个过程需要喷水冷却。

2. 牙体预备过程中应保持稳固的支点，避免因支点不稳伤及软组织。

3 注意嵌体牙体预备的具体要求，以及与二类洞牙体预备的区别。

【练习题】

1. 后牙嵌体的邻面箱状洞型，其龈壁的近远中宽度为

    A. 0.5～1mm   B. 小于 0.5mm

    C. 大于 0.5mm   D. 大于等于 1mm

    E. 大于 2mm

2. 为方便就位，后牙嵌体的轴壁应

    A. 保持平行，或外展 2°～5°，与嵌体就位道一致

    B. 预备出适当的倒凹，内收 2°～5°，与嵌体就位道一致

  C. 邻面呈倒梯形，与𬌗面就位道相反

  D. 𬌗面外展 2°～5°，邻面内收 2°～5°，与嵌体就位道基本一致

  E. 邻面呈倒梯形，内收 2°～5°

 3. 下列选项**不符合**嵌体的邻面洞型预备的要求的是

  A. 嵌体牙体预备要求没有倒凹

  B. 嵌体邻面洞型外展不超过 6°

  C. 嵌体邻面洞型呈正梯形

  D. 嵌体邻面洞型呈倒梯形

  E. 嵌体邻面龈壁近远中宽度至少为 1mm

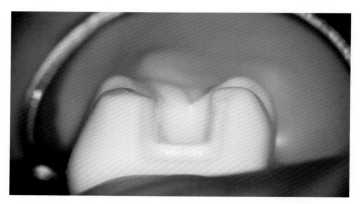

图 4-4-14

ER-4-5-1

第五节　上颌中切牙瓷贴面牙体预备术

【目的和要求】

1. 掌握瓷贴面牙体预备的方法和步骤。

2. 熟悉瓷贴面的理论。

【实验内容】

在仿真头模的实验牙列模型上进行上颌中切牙瓷贴面的牙体预备。

【理论知识回顾】

 1. 贴面（veneer laminate）　采用粘接技术，对牙体表面缺损、着色牙、变色牙、畸形牙等，在保存活髓、少磨牙或不磨牙的情况下，用修复材料直接或间接粘接覆盖，以恢复牙体唇侧面的正常形态和改善其色泽的一种修复方法。多用于前牙。

 2. 贴面的材料：

（1）直接贴面修复：光固化复合树脂材料。

（2）间接贴面修复：陶瓷或硬质复合树脂类材料。

注：本文中选择间接法制作的瓷贴面进行牙体预备讲解。

3．贴面的适应证：

（1）牙体缺损，包括牙面小缺损、前牙切角缺损、大面积浅表缺损、颈部楔状缺损牙。

（2）染色牙和变色牙，包括四环素染色牙、氟斑釉质牙、死髓变色牙、釉质发育不良牙。

（3）牙体形态异常牙，如畸形牙、过小牙、移动尖牙替代缺失的侧切牙等。

（4）牙体排列异常，如轻度的舌侧错位牙、扭转牙；另外如牙尖隙增大，轻度的中线偏移等。

4．贴面的非适应证：

（1）上颌牙严重的唇向错位、严重舌向错位、上颌前突。

（2）反𬌗。

（3）牙间隙过大。

（4）中线过度偏移。

（5）牙列拥挤不齐等。

（6）口腔卫生差。

5．贴面的三种预备形式：

瓷贴面的预备主要位于牙冠的唇侧面，有时会涉及部分邻面、舌侧面。由于多用于前牙，所受𬌗力较小，且所用材料为陶瓷或树脂，因此预备量要远少于金瓷冠和全瓷冠。

瓷贴面根据切端预备的不同分为三种类型：开窗型、对接型及包绕型（如图 4-5-1～图 4-5-3）。目前临床预备多为开窗或对接型。对接型切端预备一般要达到 1.5mm，便于美学效果的重塑。开窗型牙体预备量更加保守微创。瓷贴面三种牙体预备的选择还取决于其他三个因素：①切端是否需要加长；②切端是否有足够的厚度；③咬合关系。

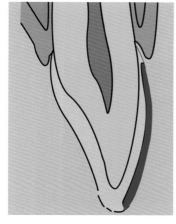

图 4-5-1　开窗型
唇面磨除 0.5～0.8mm，在唇侧切缘处形成平接，切缘不作预备

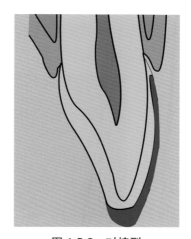

图 4-5-2　对接型
除了唇面预备外，切缘磨除 1～1.5mm，瓷贴面与切缘端端相接

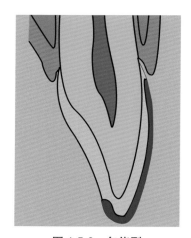

图 4-5-3 包绕型

除唇面和切缘预备外,舌面切缘磨除 0.5～0.8mm,并形成肩台

【实验用品】

1. 实验牙列模型(图 4-5-4)。

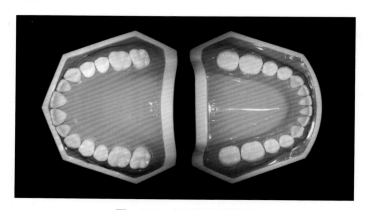

图 4-5-4 上下颌牙列模型

2. 口腔检查器械(口镜、探针、镊子)(图 4-5-5)。

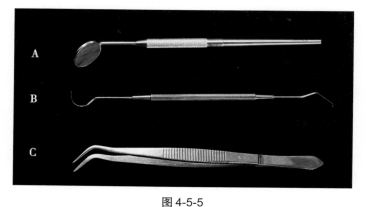

图 4-5-5

A. 口镜 B. 探针 C. 镊子

3. 高速涡轮手机（图 4-5-6）

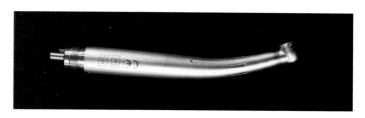

图 4-5-6　高速涡轮手机

4. 金刚砂车针　瓷贴面牙体预备专用定深车针如图 4-5-9，直径为 1mm，可在牙釉质切端、中央和颈部分别磨出 0.7mm，0.5mm 和 0.3mm 三条定深沟，定深沟形成时可少磨除一些牙体组织，这样在最终完成阶段就可以达到预期的基牙预备深度。根据金刚砂粒度的粗细不同，从粗到细分别为：绿，蓝，红，黄。临床常按照蓝标、红标、黄标车针的顺序进行牙体预备及精修抛光（图 4-5-7～图 4-5-10）。

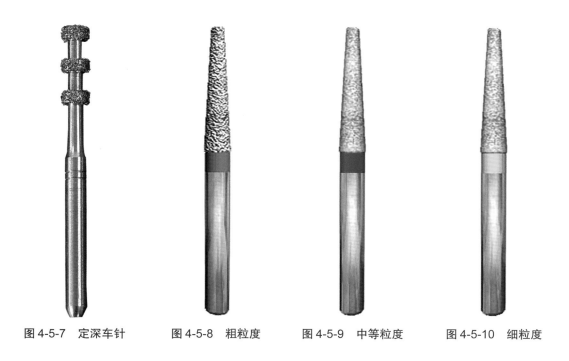

图 4-5-7　定深车针　　　图 4-5-8　粗粒度　　　图 4-5-9　中等粒度　　　图 4-5-10　细粒度

【操作步骤】

1. 引导沟预备（图 4-5-11）　采用贴面的专用定深车针（如图 4-5-7）磨出定深沟，贴面修复时基牙预备的最终磨除量为：切端约 0.7mm，中部约 0.5mm，颈部约 0.3mm。引导沟形成时可少磨除一些牙体组织，以便在最终完成阶段达到预期的基牙预备深度。

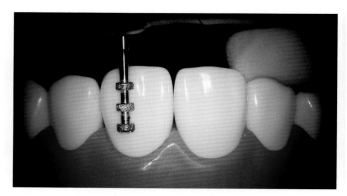

图 4-5-11　引导沟的预备

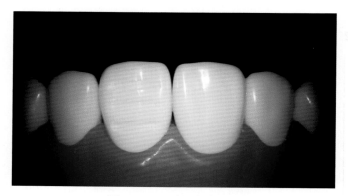

图 4-5-12　引导沟的形成

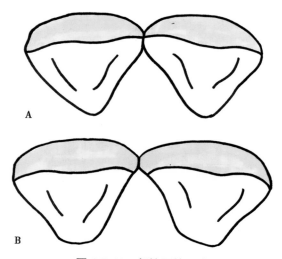

图 4-5-13　邻接面的形成
A.保持原有邻接关系　B.以贴面恢复邻接关系

　　2.边缘的形成（图 4-5-14）　用粒度较粗的金刚砂柱形车针尖端进行预备，邻面和颈部肩台形成光滑的浅凹形外形。如果颈部肩台设在龈下，最好压排牙龈后完成颈部肩台的预备。

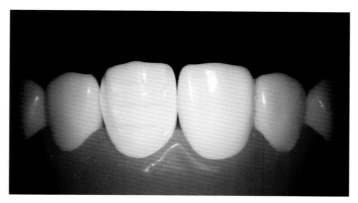

图 4-5-14　边缘的形成

3．唇面预备（图 4-5-15）　以引导沟为基准，从颈部到切端分为两段预备。要注意从颈部到切端贴面逐渐增厚的形态要求。

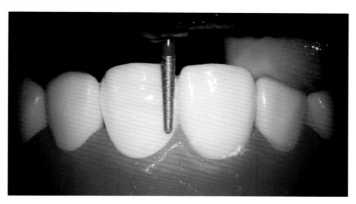

图 4-5-15　唇面预备

4．邻面预备（图 4-5-16）　用粒度较粗的金刚砂柱形车针继续预备，边缘应隐藏于楔状隙内。邻面形成浅凹面形的边缘完成线。邻间隙的预备，正常情况下扩展到接触区，尽量不破坏邻接，若原有的邻接关系不良或已遭破坏，或为封闭黑三角或改善邻面外形，则应预备邻面至舌侧自洁区。

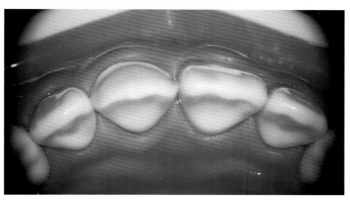

图 4-5-16　邻面预备

5. 切端预备（图 4-5-17） 用粒度较粗的金刚砂柱形车针磨出 2～3 个 1.0～1.5mm 深的定深沟，然后向近远中扩展，均匀磨除牙体组织，预备出 1.5～2.0mm 的间隙。

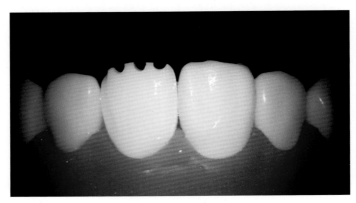

图 4-5-17 切端预备

6. 精修完成（图 4-5-18） 检查预备面是否符合要求，用抛光车针去除一些尖锐点线角，修整凹凸不平的部分，形成明确光滑的完成线。包绕型应检查切端及唇舌侧修复间隙是否足够。

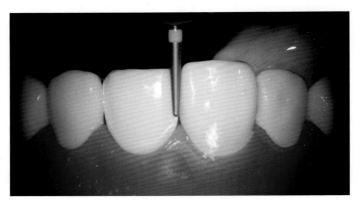

图 4-5-18 精修

7. 完成形态及预备量（图 4-5-19，图 4-5-20）。

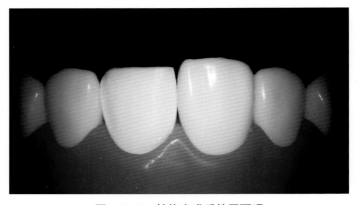

图 4-5-19 精修完成后的唇面观

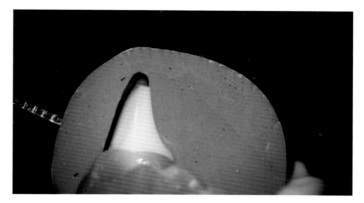

图 4-5-20　精修完成后的邻面观

【注意事项】

1. 牙体预备时应注意间歇磨除，整个过程需要喷水冷却。

2. 牙体预备过程中应保持稳固的支点，避免因支点不稳伤及软组织。

3. 注意贴面牙体预备的邻面边缘应隐藏于楔状隙内。

4. 颈部边缘完成线应尽量止于釉质层。

【练习题】

1. 贴面修复的基牙预备量为

　　A. 切端约 0.7mm，中部约 0.5mm，颈部约 0.3mm

　　B. 切端约 0.5mm，中部约 0.3mm，颈部约 0.7mm

　　C. 切端约 0.9mm，中部约 0.7mm，颈部约 0.5mm

　　D. 切端约 0.3mm，中部约 0.5mm，颈部约 0.7mm

　　E. 切端约 0.4mm，中部为 0.7mm，颈部约 1.0mm

2. 贴面修复切端预备的三种形态包括

　　A. 开窗型、包绕型、对接型　　　　　B. 开窗型、对接型、覆盖型

　　C. 包绕型、对接型、覆盖型　　　　　D. 包绕型、覆盖型、开口型

　　E. 包绕型、开窗型、闭口型

3. 贴面的牙体预备尽量不破坏邻接，下列哪种情况**不需要**破坏邻接

　　A. 原有的邻接关系较好　　　　　　　B. 原有的邻接关系不良

　　C. 原有的邻接关系已经破坏　　　　　D. 封闭黑三角或改善邻面外形

　　E. 原有的邻接关系较差

第五章 ▶ 口腔正畸学核心技能

ER-5-0-1

直丝弓固定矫治器粘接术

【目的和要求】

1. 掌握直丝弓固定矫治器带环的粘接方法。

2. 掌握直丝弓固定矫治器托槽的定位及粘接。

【实验内容】

1. 上下颌第一磨牙的分牙。

2. 带环的选择、试戴与粘接。

3. 托槽的定位与粘接。

4. 弓丝的放置与结扎。

【理论知识回顾】

1. 方丝弓、直丝弓托槽的区别

（1）标准方丝弓矫治器（Edgewise appliance）：各个牙齿的托槽没有预置角度及数值，通过在弓丝上弯制三种序列弯曲定位牙齿、完成牙齿在牙弓内位置的治疗。直丝弓矫治器（straight wire appliance，SWA）各个牙齿托槽底部厚度不同并与牙齿近远中、龈向的曲度一致，托槽内预置有不同的轴倾角、转矩角，牙齿的定位由托槽完成，不用在弓丝上弯制三种序列弯曲就能完成牙齿在牙弓内位置的治疗。

（2）消除第一序列弯曲：标准方丝弓矫治器需要在弓丝上弯制第一序列弯曲使牙齿到位并保持在正确的唇（颊）舌位置；直丝弓矫治器通过调节托槽底的厚度及设计磨牙带环颊管的补偿角度，自动完成这种牙齿移动，使牙齿在牙弓中保持正确的唇（颊）舌位置关系。

（3）消除第二序列弯曲：标准方丝弓矫治器在粘着托槽时将托槽向近中适量倾斜或在弓丝上弯制第二序列弯曲来使牙齿达到正确的近远中倾斜角度（tip）。直丝弓矫治器的托槽，根据不同牙齿的位置，在槽沟上加入了不同的近远中倾斜角度。注意此角度依据临床冠确定而不是整个牙长轴。

（4）消除第三序列弯曲：标准方丝弓矫治器在弓丝上弯制第三序列弯曲，加转矩力，当弓丝固定入槽时，牙齿会受力产生控根移动。直丝弓矫治器在不同牙齿的托槽上预置了不同的唇（颊）舌向转矩角以控制牙齿的转矩。同样，此角度是依赖临床冠长轴而不是牙根长轴。

2. 方丝弓矫治技术托槽位置要求

（1）高度：托槽位置的高度是指由牙尖或切缘至托槽沟的垂直距离。

一般常用的高度如下：

$$\frac{6541\ |\ 1456}{654\ |\ 456} : 4.5mm$$

$$\frac{3\ |\ 3}{3\ |\ 3} : 5.0mm$$

$$\frac{2\ |\ 2}{21\ |\ 12} : 4.0mm$$

（2）近远中位置：托槽的中心与牙冠的唇、颊面中心一致。

（3）轴倾度：托槽槽沟中线与𬌗平面呈一定角度。正常牙齿排列中，牙齿长轴有一定倾斜度，故托槽位置也应有轴倾角度。

3. Andrews 直丝矫治技术托槽位置要求　Andrews 提出"临床冠中心"概念，使用临床牙冠中心来确定直丝弓托槽的𬌗龈方向位置，而不用高度来衡量。临床牙冠中心是指临床牙冠长轴与牙冠中央水平线的交点。牙冠的临床冠高度可以因牙齿大小与形态不同而有不同，但牙齿的临床牙冠中心却保持恒定。"托槽置于临床冠中心，托槽翼与临床长轴平行"的定位方法克服了原方丝弓方法引起的托槽转矩及内收 - 外展变化的缺点，但单纯使用临床冠中心很难获得精确的垂直位置，易产生垂直向误差。

4. MBT 直丝矫治技术托槽位置

（1）MBT 直丝矫治器：Bennett 和 McLaughlin 根据自己多年使用直丝矫治器的经验，特别是使用他们提出的滑动法关闭拔牙间隙的新的矫治需要，1944 年对直丝矫治器的托槽设计进行了改良；在此基础上，1977 年，Bennett，McLaughlin 和 Trevisi 发展出 MBT 直丝矫治器，MBT 托槽与 Andrews-Roth 托槽主要差别在于：

①减小上、下前牙特别是尖牙的轴倾角。

②增大上切牙根舌向转矩角和下切牙冠舌向转矩角。

③增大上磨牙冠舌转矩角。

④减小下尖牙和后牙特别是磨牙冠舌向转矩角。

⑤上颌第二前磨牙托槽底厚度减薄。

（2）MBT 直丝弓托槽位置：基于 MBT 作者对临床冠中心的位置研究结果所存在的直丝弓托槽在垂直定位方面存在的不足，Bennett 和 Mclaughlin 推荐使用托槽新定位标准（表5-0-1）。

表 5-0-1　MBT 矫治器托槽定位表

	上牙弓	U1	U2	U3	U4	U5	U6	U7
A	(+)1.0mm	6.0	5.5	6.0	5.5	5.0	4.0	2.0
B	(+)0.5mm	5.5	5.0	5.5	5.0	4.5	3.5	2.0
C	平均值	5.0	4.5	5.0	4.5	4.0	3.0	2.0
D	(−)0.5mm	4.5	4.0	4.5	4.0	3.5	2.5	2.0
E	(−)1.0mm	4.0	3.5	4.0	3.5	3.0	2.0	2.0
	下牙弓	L1	L2	L3	L4	L5	L6	L7
A	(+)1.0mm	5.0	5.0	5.5	5.0	4.5	3.5	3.5
B	(+)0.5mm	4.5	4.5	5.0	4.5	4.0	3.0	3.0
C	平均值	4.0	4.0	4.5	4.0	3.5	2.5	2.5
D	(−)0.5mm	3.5	3.5	4.0	3.5	3.0	2.0	2.0
E	(−)1.0mm	3.0	3.0	3.5	3.0	2.5	2.0	2.0

（3）MBT 直丝弓托槽位置的优点：由于定位从切端或𬌗缘开始，排除牙龈状态（如牙龈炎造成牙龈附着变化）对定位影响的可能性。当存在牙齿体积差异时，牙冠较大或较小的差距被排除。

（4）MBT 托槽垂直向位置确定方法：在患者石膏模型上或口内测量完全萌出的牙齿，以确定牙齿临床牙冠中心。根据所测量的多数牙冠中心点数据，在定位表中分别选择上、下牙弓定位数据，并使用托槽定位器依照所选择的垂直高度粘接托槽。MBT 作者认为使用个体化的托槽定位表，并结合使用 Dougherty 托槽定位器，既遵循了 Andrews 的临床牙冠中心理论，又保证了更准确垂直向定位，减少了托槽的重新粘接。

【实验用品】

1．实验器械　口镜、探针、镊子、慢速涡轮手机、托槽定位器、托槽镊子、带环推进器、末端切断钳、持针器、金冠剪、光固化灯。

2．实验材料　带环、直丝弓托槽、分牙圈、抛光杯、抛光膏、酸蚀剂、粘接剂、开口器、吸唾器、隔湿棉卷（图 5-0-1～图 5-0-8）。

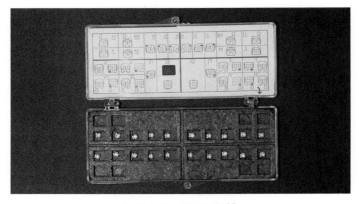

图 5-0-1　直丝弓托槽

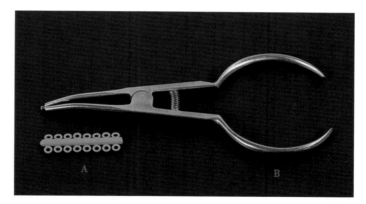

图 5-0-2 分牙圈及分牙钳
A. 分牙圈 B. 分牙钳

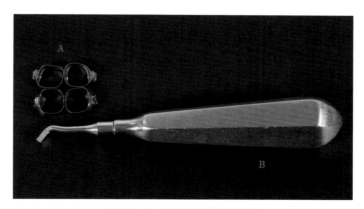

图 5-0-3 带环及带环推进器
A. 带环 B. 带环推进器

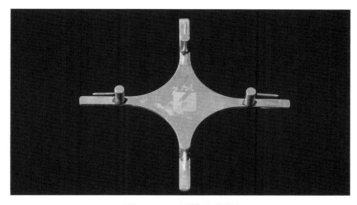

图 5-0-4 托槽定位器

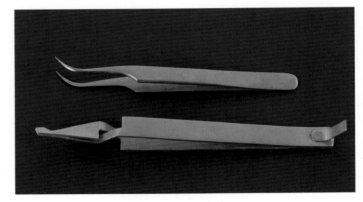

图 5-0-5　托槽镊子

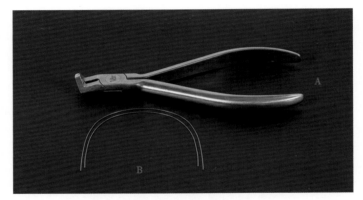

图 5-0-6　末端切断钳及镍钛弓丝
A. 末端切断钳　B. 上下颌镍钛弓丝

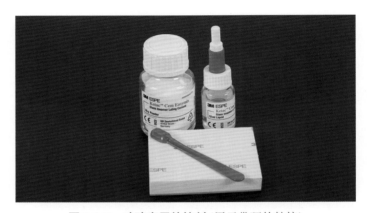

图 5-0-7　玻璃离子粘接剂（用于带环的粘接）

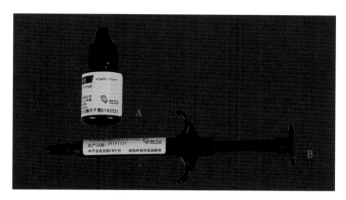

图 5-0-8　托槽粘接剂
A.底液　B.粘接剂

【操作步骤】

1. 医患交流　医师需要依照患者的面型、照片、模型、头影测量结果制订综合的矫治方案并与患者充分交流沟通,待患者签署知情同意书后方可开始正畸治疗、粘接矫治器(图 5-0-9,图 5-0-10)。

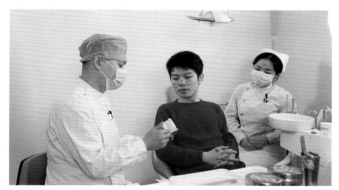

图 5-0-9　医患交流
交代粘接矫治器的目的,操作过程以及注意事项,缓解患者紧张情绪

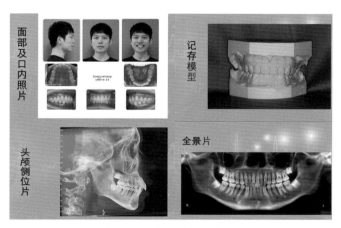

图 5-0-10　患者病历资料及知情同意书

2．分牙　粘接矫治器前一周，在上下颌第一磨牙近远中放置分牙圈或分牙簧，并告知患者注意事项。一周后，询问患者是否有明显不适，检查所放置的分牙圈，使用探针将未脱落的分牙圈取出（图 5-0-11，图 5-0-12）。

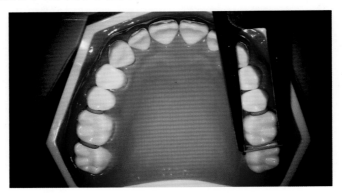

图 5-0-11　在上颌第一磨牙近远中放置分牙圈

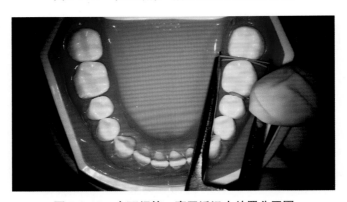

图 5-0-12　在下颌第一磨牙近远中放置分牙圈

3．牙齿表面的处理　粘接托槽前，可行龈上洁治及龈下刮治，彻底清洁牙结石。对于牙周病患者，必须待炎症完全消除后方能开始正畸治疗。矫治器粘接前使用慢速涡轮手机和抛光杯蘸取抛光膏对牙面进行逐一清洁抛光，清洗牙面软垢。嘱患者漱口，检查抛光后牙面清洁度（图 5-0-13）。

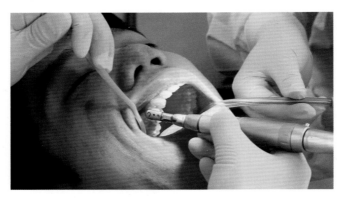

图 5-0-13　使用慢速涡轮手机、抛光杯及抛光膏对牙面进行逐一清洁抛光

4. 带环的试戴及粘接（图 5-0-14～图 5-0-19）。

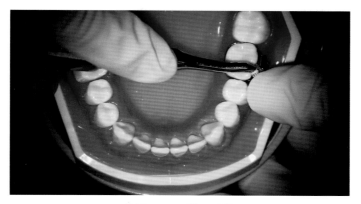

图 5-0-14　带环试戴

根据患者的记存模型，按照磨牙形态和大小，以磨牙最大周径尺寸为依据，选择合适的带环。带环就位后使用带环推进器压迫带环四周，使带环𬌗缘、龈缘、颊舌侧与牙体贴合

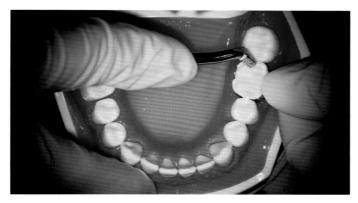

图 5-0-15　带环粘接

牙面消毒、隔湿、吹干，并将带环消毒、吹干，使用玻璃离子粘接剂粘接带环，并去除多余的粘接剂，以免影响咬合

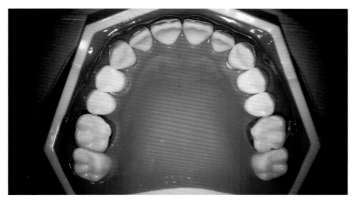

图 5-0-16　上颌第一磨牙带环𬌗面观

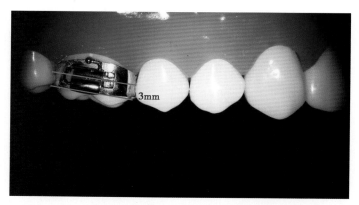

图 5-0-17　上颌第一磨牙带环颊面管至殆缘的高度为 3.0mm

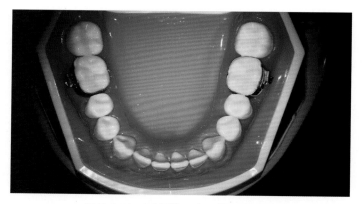

图 5-0-18　下颌第一磨牙带环殆面观

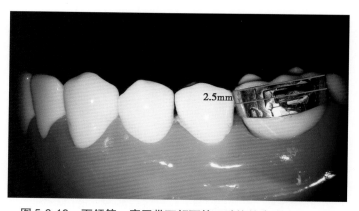

图 5-0-19　下颌第一磨牙带环颊面管至殆缘的高度为 2.5mm

5. 托槽的粘接（图 5-0-20～图 5-0-49）。

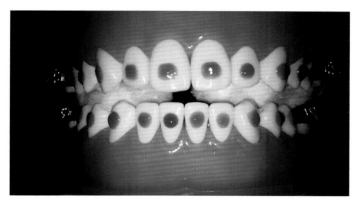

图 5-0-20　酸蚀

放置开口器，依次在牙面上涂布酸蚀剂，酸蚀 20～30 秒

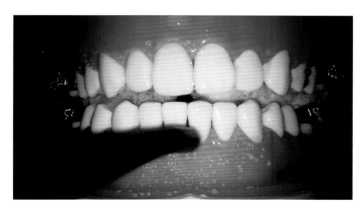

图 5-0-21　冲洗

用喷水枪彻底冲洗 20 秒，冲净酸蚀剂并吸出唾液

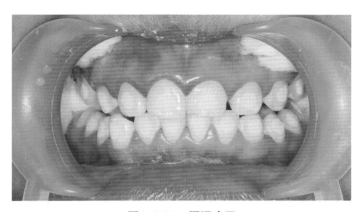

图 5-0-22　隔湿吹干

将隔湿棉卷放置于下颌牙弓舌侧，下颌前庭沟，上颌磨牙颊侧腮腺导管开口处及上颌前庭沟处，并吹干牙面。酸蚀吹干后的牙面呈白垩色

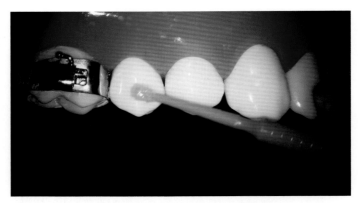

图 5-0-23　涂布粘接剂底液

依次在牙面上涂布粘接剂底液

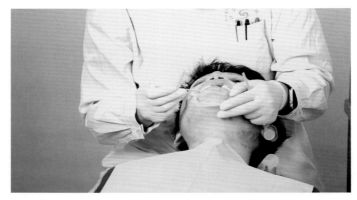

图 5-0-24　托槽粘接的顺序

医师坐在患者 12 点位，嘱患者头分别向左右转，按照下颌后牙、上
颌后牙、下颌前牙及上颌前牙的顺序依次粘接托槽

上下颌第二前磨牙、第一前磨牙托槽的粘接：依次粘接双侧第二前磨牙、第一前磨牙的
托槽，并使用托槽定位器确定托槽的高度，左右同名牙高度基本一致，依次光照固化。

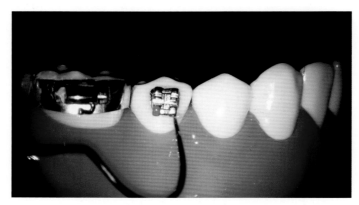

图 5-0-25　放置右下第二前磨牙托槽，刮除托槽周围多余粘接剂

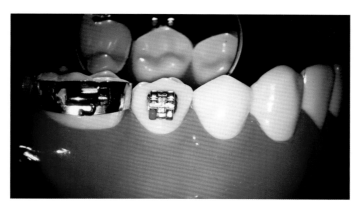

图 5-0-26　右下第二前磨牙托槽的定位粘接，托槽放置于牙齿临床冠长轴的中心

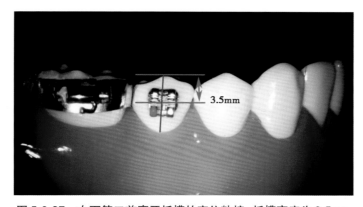

图 5-0-27　右下第二前磨牙托槽的定位粘接，托槽高度为 3.5mm

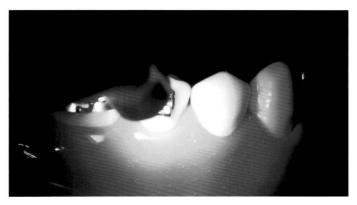

图 5-0-28　右下第二前磨牙托槽的粘接，光固化

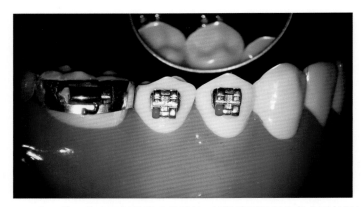

图 5-0-29　右下第一前磨牙托槽的定位粘接,托槽放置于牙齿临床冠长轴的中心

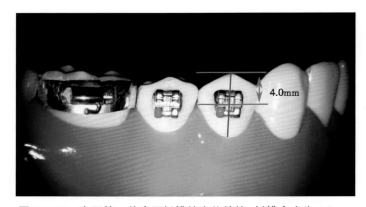

图 5-0-30　右下第一前磨牙托槽的定位粘接,托槽高度为 4.0mm

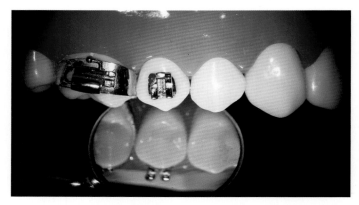

图 5-0-31　右上第二前磨牙托槽的定位粘接,托槽放置于牙齿临床冠长轴的中心

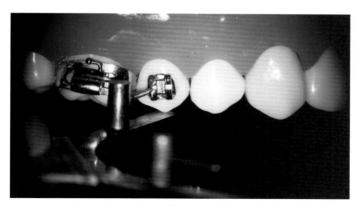

图 5-0-32　右上第二前磨牙托槽的定位粘接，托槽高度为 4.0mm

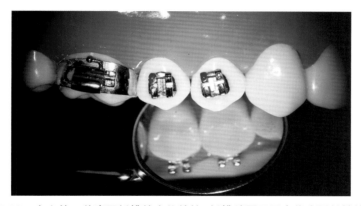

图 5-0-33　右上第一前磨牙托槽的定位粘接，托槽放置于牙齿临床冠长轴的中心

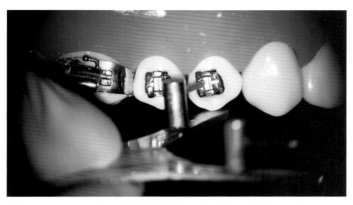

图 5-0-34　右上第一前磨牙托槽的定位粘接，托槽高度为 4.5mm

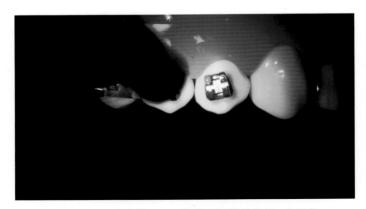

图 5-0-35　右上第一、二前磨牙托槽的粘接，光固化

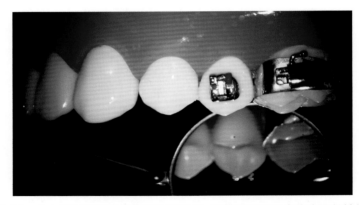

图 5-0-36　左上第二前磨牙托槽的定位粘接，托槽放置于牙齿临床冠长轴的中心

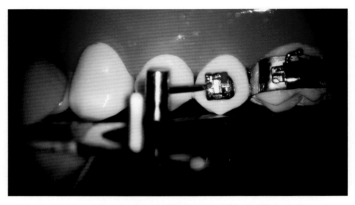

图 5-0-37　左上第二前磨牙托槽的定位粘接，托槽高度为 4.0mm

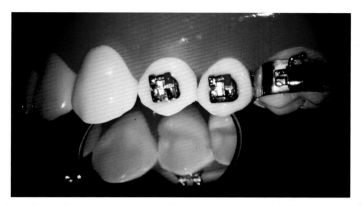

图 5-0-38　左上第一前磨牙托槽的定位粘接,托槽放置于牙齿临床冠长轴的中心,托槽高度为 4.5mm

　　上下颌尖牙托槽的粘接:分别粘接双侧尖牙的托槽并使用托槽定位器定位,下颌尖牙 L3 高度为 4.5mm,上颌尖牙 U3 高度为 5.0mm;光照。

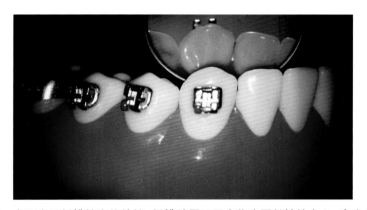

图 5-0-39　右下尖牙托槽的定位粘接,托槽放置于牙齿临床冠长轴的中心,高度为 4.5mm

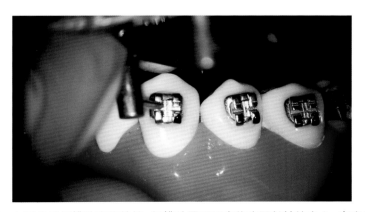

图 5-0-40　左下尖牙托槽的定位粘接,托槽放置于牙齿临床冠长轴的中心,高度为 4.5mm

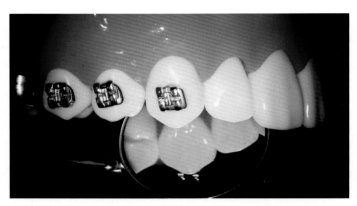

图 5-0-41　右上尖牙托槽的定位粘接,托槽放置于牙齿临床冠长轴的中心,高度为 5.0mm

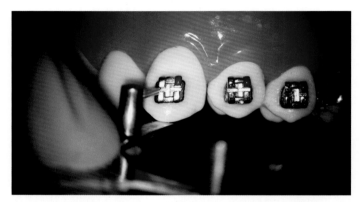

图 5-0-42　左上尖牙托槽的定位粘接,托槽放置于牙齿临床冠长轴的中心,高度为 5.0mm

上下颌前牙托槽的粘接:分别粘接下颌双侧中切牙、侧切牙的托槽,上颌双侧中切牙、侧切牙的托槽,并使用托槽定位器定位。

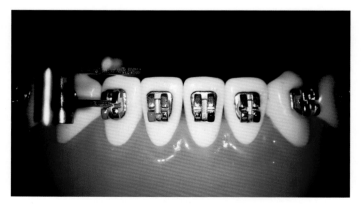

图 5-0-43　下颌中切牙及侧切牙托槽的定位粘接,高度均为 4.0mm

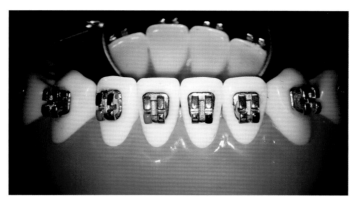

图 5-0-44　下颌中切牙及侧切牙托槽的定位粘接,托槽放置于牙齿临床冠长轴的中心

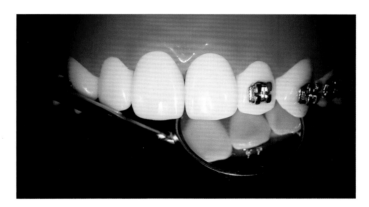

图 5-0-45　左上侧切牙托槽的定位粘接,托槽放置于牙齿临床冠长轴的中心,高度为 4.5mm

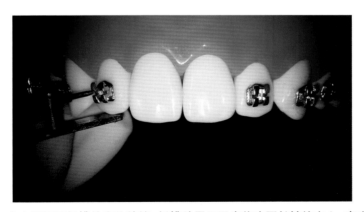

图 5-0-46　右上侧切牙托槽的定位粘接,托槽放置于牙齿临床冠长轴的中心,高度为 4.5mm

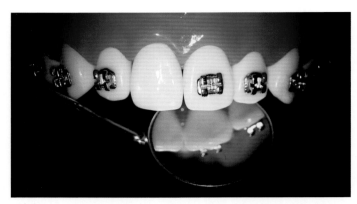

图 5-0-47   左上侧中牙托槽的定位粘接,托槽放置于牙齿临床冠长轴的中心,高度为 5.0mm

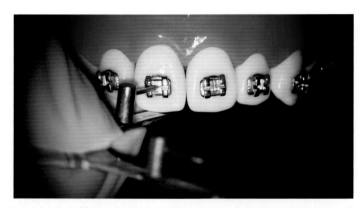

图 5-0-48   右上侧中牙托槽的定位粘接,托槽放置于牙齿临床冠长轴的中心,高度为 5.0mm

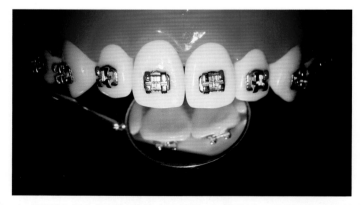

图 5-0-49   双侧上颌中切牙托槽的定位粘接,托槽放置于牙齿临床冠长轴的中心

6. 弓丝的放置及结扎(图 5-0-50～图 5-0-56)   根据患者寄存模型确定弓丝的长度,镍钛弓丝末端退火。用持针器将弓丝放入槽沟,结扎,弓丝末端回弯。询问患者是否有任何不适症状,并向患者交代矫治器佩戴后的注意事项并进行口腔卫生宣教。

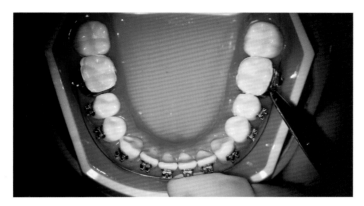

图 5-0-50　放置下颌弓丝

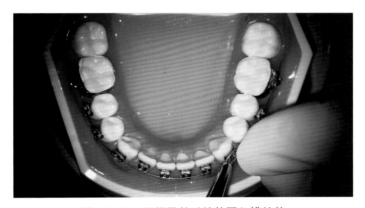

图 5-0-51　下颌弓丝以结扎圈入槽结扎

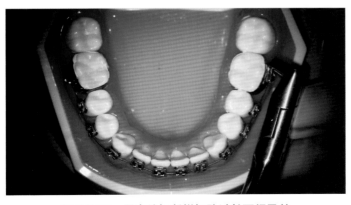

图 5-0-52　用末端切断钳切除过长下颌弓丝

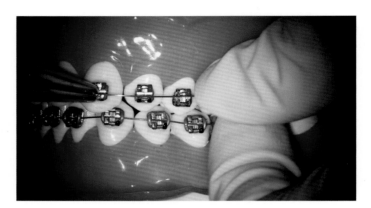

图 5-0-53 放置上颌弓丝

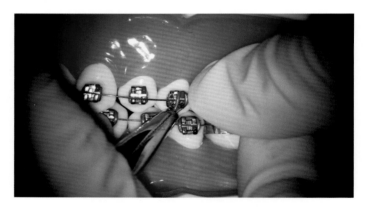

图 5-0-54 上颌弓丝以结扎圈入槽结扎

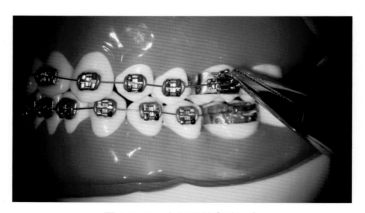

图 5-0-55 上颌弓丝末端回弯

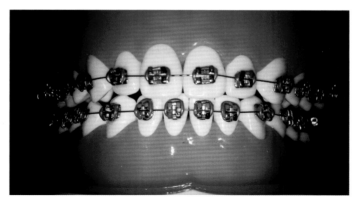

图 5-0-56　上下颌托槽粘接及上下颌弓丝结扎完成

【注意事项】

1. 带环选择的原则　在正畸治疗期间带环的大小和安装好坏,直接与治疗相关。一个合适的带环必须具备下列条件:A. 带环𬌗缘位于磨牙𬌗面𬌗缘下,不应影响咬合关系。B. 带环龈缘应轻轻与龈组织接触或不接触,不应刺激龈组织。带环龈缘过长会引起牙龈炎症,或牙龈增生。C. 带环的𬌗缘与龈缘应与牙体密切接触,其间不应存在空隙。D. 带环应与牙齿的大小、形态基本一致,以加强固位能力。

在临床操作中可以按照如下步骤选择与准备带环:A. 选择:根据患者的记存模型,按照磨牙形态和大小,以磨牙最大周径尺寸为依据,选择合适的带环。B. 就位:使用带环推进器加压,使其带环就位。C. 试戴:一个良好的预成带环,大小和𬌗缘与龈缘高度基本适宜,不会出现过长或过短的现象。个别患者可根据临床牙冠的长短可少量调磨带环的近中和远中𬌗缘与龈缘。D. 成形:使用带环推进器,压迫带环四周,注意使带环𬌗缘与龈缘、带环舌侧与牙体贴合。E. 收颈:使用带环成形钳使带环龈缘内收,使带环龈缘密切贴合牙体。

2. 牙面的酸蚀:在酸蚀过程中需注意以下几点。A. 酸蚀面积不宜过大,与托槽底板大小一致即可;B. 不要将酸蚀剂接触到患者的粘膜或皮肤;C. 酸蚀的时间不宜过长,不能超过 60 秒。

3. 托槽的定位:根据固定矫治器类型的不同,托槽粘接的高度及要求略有不同。以MBT 直丝弓固定矫治器为例,托槽应放置在牙齿临床冠长轴的中心,按照不同牙位的要求及临床牙冠的大小调整托槽粘接的位置。使用光固化或化学固化粘接剂粘接。

【练习题】

1. 方丝弓矫治器中对牙齿进行控根移动的关键步骤是

　　A. 第一序列弯曲　　　　　　　B. 第二序列弯曲

　　C. 第三序列弯曲　　　　　　　D. 以上都是

　　E. 以上都不是

2. 直丝弓矫治器的托槽,根据不同牙齿的位置,在槽沟上加入了不同的近远中倾斜角度(tip),此角度依据的是

A. 临床牙冠　　　　　　　　B. 解剖牙冠

C. 根长　　　　　　　　　　D. 整个牙长轴

E. 以上都有关

3. 下列何者不属于固定矫治器的优点

　　A. 固位良好，支抗充足

　　B. 能使多数牙移动；整体移动、转矩和扭转等移动容易

　　C. 能控制矫治牙的移动方向

　　D. 施力过大疼痛时，患者可自行卸下，避免损伤牙体牙周组织

　　E. 体积小，较舒适

4. MBT 托槽与 Andrews-Roth 托槽的差别，下列选项中不正确的是

　　A. 增大上下前牙特别是尖牙的轴倾度

　　B. 增大上切牙根舌向转矩

　　C. 增大下切牙冠舌向转矩

　　D. 增大上磨牙冠舌转矩

　　E. 减小下磨牙冠舌向转矩